万病を治す少食の奇跡

西式甲田療法のすべて

森　美智代

はじめに

２００８年８月12日、私の人生の師であり、命の恩人でもある甲田《こうだ》光雄《みつお》先生（元・甲田医院院長）が84歳で天寿をまっとうされました。

あれから約16年の間、世界には、想像もできないような大きな出来事が相次ぎました。

２０１１年に日本中を震撼《しんかん》させた東日本大震災、２０１９年に最初の感染者が報告されてからまたたく間にパンデミックを起こした新型コロナウイルス感染症、２０２２年にロシアの侵攻で始まったウクライナ戦争……世相に明るい兆《きざ》しは見られず、多くの人々が息苦しい閉塞感《へいそくかん》から逃れられずにいます。

もし、いまここに甲田先生がいらっしゃったら、どのような言葉を発し、どのような行動をとるのだろうかと想像せざるをえません。私にとって甲田先生とは、それほどに大きな影響を与えてくれたかたなのです。

甲田先生がこの世に生を受けたのは、１９２４年８月１日です。したがって、本稿を執筆している２０２４年は、甲田先生の生誕１００年にあたる年ということになります。そこで、その記念すべき年に、甲田先生の足跡を改めてたどるとともに、私にとって甲田先生とはどのような存在だったのかを検証すべく、本書を上梓《じょうし》することにしました。

ただし、本書は、いわゆる評伝とは一線を画すものです。史伝でもありません。私が甲田先生と出会い、教えを受け、そして永遠のお別れをするまでをありのままに綴《つづ》った、一種の備忘録《びぼうろく》です。したがって、甲田先生に関する記述は、すべて私が日々の生活のなかで甲田先生からお話をうかがったり、様子を拝見したりしたことがもとになっています。

また、本書の後半では、甲田先生がお亡くなりになってから、私の身に起こった数々の不思議な出来事についてまとめました。そして、そうした不思議な体験と甲田先生との間にどのようなかかわりがあったかについても考察しています。

甲田先生がお元気だったころ、私は患者さんに鍼《はり》治療をするだけで、食養生《しょくようじょう》を指導することはあまりありませんでした。食養生に関しては甲田先生がいらっしゃるから、自分の出る幕はないと思っていたのです。しかし、甲田先生がお亡くなりになると、食養生に関する相談のできる人がいなくなって途方に暮れた患者さんが、私の治療院へ多数来院されるようになりました。

そこで私は、患者さんの体に手を添えて感じたままの食養生や体操を行うようにとアドバイスすることにしました。結果的に、甲田先生はこのことをとても喜んでいるようでした。ある日、甲田先生のことをまったく知らない患者さんが来院されたときに、治療用のベッドに横たわりながら「白衣を着たおじいさんが森先生のそばに見えた」といったのです。

現代医学の医師でありながら、「すべての病気は食べすぎが原因」「宿便《しゅくべん》（腸内に長期間とどまっていた便）を出せば病気は治る」と提唱し、少食や断食《だんじき》という、標準治療や現代の栄養学の考え方とは正反対の方法によって、数々の難病の患者さんを救ってきた甲田先生。私は、いまもその存在を背中に感じています。残念ながら、私にはその存在とコミュニケーションをとる能力がありませんが、たしかに自分のすぐ後ろにいて、常に温かく見守り、ときには間接的にアドバイスをしてくれることもあります。

それは、甲田先生が亡くなった日から現在まで変わらず続いているのです。

本書を通して、甲田先生の足跡と功績を読者のみなさんとともにたどることができたら、望外の喜びです。

2024年6月

森《もり》 美智代《みちよ》

第3章　西式甲田療法のすべて

第5章 再生と奇跡

第1章

名医の足跡

甘いものの大食が原因で次々と病魔に襲われる

甲田《こうだ》光雄《みつお》先生は１９２４年8月1日に大阪府中河内郡若江《なかかわちぐんわかえ》村《むら》（現・東大阪市）北で生まれました。

実家は、代々農業を営む大地主でした。お父様は村会議員も務めており、お母様は地元の婦人会をまとめるような立場の人だったといいます。お兄様と何人かのお姉様のもと、末っ子として生まれた甲田先生は、ともに40代だったご両親にとって、まさに目に入れても痛くないほどの存在で、溺愛《できあい》されて育ちました。

家には食べ物がいくらでもあったので、アズキでもモチでも好きなだけ手に入り、鍋にいっぱいのあんころモチを食べたこともあったと話していました。幼稚園児のころ、お母様のお供で出かけたときに、覚えたてのお経の一節でも唱えると、「光雄ちゃんはお利口さんね」といって、これでもかというくらい、ごほうびのまんじゅうをくれるので、お母様のお供が大好きでたまらなかったそうです。

お父様が大の甘党だったことから、サトウキビを栽培していたため、甘いものを欠かすことがなく、ぜんざいやおはぎを不自由なく食べることができました。また、飴玉やビスケットなども大好きでした。

しかし、このような甘いものの大食は、甲田先生の体を確実に蝕《むしば》んでいきました。幼少期から体が弱く、小学生のころには病気ばかりするようになっていたのです。

甘いものの大食の影響が決定的になったのは、旧制中学に入学してからでした。1937年に若江尋常高等小学校（現・東大阪市立若江小学校）を卒業した甲田先生は、大阪府立八尾中学校（現・大阪府立八尾高等学校）に入学します。ところが、3年生のときに慢性胃腸病にかかり、2年間の休学を余儀なくされたのです。さらに、5年生のときには黄疸《おうだん》を重症化させて3か月も寝込んだ末に、急性肝炎《きゅうせいかんえん》を発症してしまいました。その後、急性肝炎は慢性肝炎へと移行しました。

これらの病気は完全に治《ち》癒《ゆ》したわけではありませんでしたが、甲田先生は1944年に2年遅れでなんとか中学を卒業すると、陸軍士官学校に入校しました。第二次世界大戦の終盤で、日本軍は撤退に次ぐ撤退をくり返していた時期ですが、国はそうした事実を隠蔽《いんぺい》し、いわゆる大本営《だいほんえい》発表を続けていました。「鬼畜米英」「一億火の玉」

「一億国民武装」といった標語が流行った年なので、甲田先生が陸軍士官学校に入校したのも、自然な流れだったのかもしれません。

そして、翌１９４５年8月15日に、日本は連合国軍に全面降伏し、終戦を迎えます。陸軍士官学校では、選抜された人たちが空軍に入隊し、特攻隊員として突撃の準備をしていました。ところが、戦争が終わった途端に世の中の価値観が一変し、いままでの教えは間違っていたということになりました。甲田先生は、「お国のために」という言葉とはいったい何だったのだろうと思ったそうです。

復員した甲田先生は、旧制の大阪高等学校（現・大阪大学に包括）に2年生として編入しました。しかし、ここでも体調は完全には戻らず、またしても胃腸をこわし、中学時代に続いて1年間の休学をせざるをえませんでした。

1年間の休学を経て１９４８年に大阪高等高校を卒業した甲田先生は、いったん帰郷します。ある日、実家の畑で農作業をしていたら、地元の友達がやって来て「いっしょに大阪大学の医学部に行かないか」と誘われました。

当時は家業を継ごうかと思っていましたが、次男坊だったこともあり、また体が弱いので医学部で勉強するのもよいだろうと考えて、入学試験を受けることにしました。その結果、甲田先生だけが合格し、誘ってくれた友達は落ちてしまいました。

こうして、24歳のときに甲田先生は大阪大学医学部に入学します。甲田家の人間が医学部に入学したのは初めてのことでしたが、実家が裕福なため、一般的な家庭のように「大金を積んで医学部に入ったのだから、必ず医師になって元を取らなくては」というような意識はありませんでした。それよりも、「自分は勉強も運動もできて、お金もあるけれど、体が弱くていつも病気ばかりしている」という思いが強く、どうしたら健康になれるかということしか考えていなかったそうです。

入学した大阪大学医学部には、陸軍士官学校時代の同級生も何人かいました。学部内には、こうした陸軍士官学校を経て入学してきた学生たちのグループと、そうでない学生たちのグループが自然とできていました。陸軍士官学校を経ずに入学してきた学生に「勉強で負けるわけにはいかない」と甲田先生は負けじと猛勉強をしたといいます。

しかし、ここでもまた甲田先生の体を病魔が襲いました。大学3年生のときに、胆《たん》嚢胆道炎《のうたんどうえん》、十二指腸炎《じゅうにしちょうえん》、大腸炎などに次々と罹患《りかん》してしまったのです。当時、最先端の医学を研究・開発していた大阪大学病院へ入院して治療を受けるも病状は改善することがなく、一進一退を続けました。そして、入院して5か月後には、主治医から「いつまでもここにいるより、実家に帰って、のんびり養生したほうがいい」といわれ、現代医療に大きく失望したのでした。

人生を変えた2冊の本との出合い

自分が健康になれる方法を追求するために医学部に入学したにもかかわらず、病《やまい》に倒れ、主治医にも見放された形になった甲田先生は、絶望の淵に突き落とされました。しかし、人の運命とは予想もつかない道をたどるものです。このことをきっかけに、甲田先生の人生は、思いもよらない方向に大きくハンドルを切っていったのです。

現代医学に失望した甲田先生は、東洋医学や民間療法といった現代医学以外の治療法に関心を向けるようになりました。そして、そのなかで、ある一冊の本と出合いました。『家庭に於ける実際的看護の秘訣』という本です。
同書は、大日本帝国海軍の看護特務大尉を務めた築田《つくだ》多吉《たきち》先生が大正時代に記した家庭医学書で、第二次世界大戦前には、「赤本」と呼ばれ、一家に一冊常備されているといわれるほどのベストセラーになっていました。甲田先生は、同書のなかの「肝臓病でも、そのほかの難病でも、断食《だんじき》療法によってよくなる」という一節に目が釘付けになりました。

その日を境に、断食療法に対する関心は日に日に高まり、自分も断食を試したいと思うようになりましたが、周囲からは猛反対されてしまいました。おそらく、いくつもの病気を抱えた体で断食をするなど危険極まりないと判断されたのでしょう。また、医学の最先端を学ぶ身にある大阪大学の医学生が、戦前の民間療法に手を染めるなど言語道断と思われたのかもしれません。

それでも、甲田先生は周囲の反対を強引に押し切って、奈良県の生《い》駒山《こまやま》で行われた断食合宿に出かけました。そして、断食寮に泊まり込んで11日間の断食を初めて体験したのです。すると、不思議なことに、体調がよくなり、元気に山を下りることができました。

この断食合宿において甲田先生は、前述の『家庭に於ける実際的看護の秘訣』に次いで、自分の人生を大きく変える、もう一冊の本と出合いました。それは、合宿寮に置いてあった西勝造《にしかつぞう》先生の『西医学断食法』という本でした。

西勝造先生は当時の東京市電局の技師で、上野〜浅草間の地下鉄施設を担当されたかたです。若いころから病弱で、毎日のように下痢《げり》とカゼをくり返し、17歳のときには結核《けっかく》に罹患して、医師から「20歳まで生きられない」と宣告されました。そこで、ありとあらゆる健康法や医学を研究し、３６２種類の健康法を試したうえで、「西式健康法」を確立しました。生涯で50冊近い著作を上梓しましたが、そのうちの一冊が『西医学断食法』だったのです。

西式健康法は「栄養」「四肢《しし》」「皮膚」「精神」を四大原則とするセルフケアです。なかでも「栄養」についてはとくに重視し、生菜食《なまさいしょく》と日本人に適した断食を推奨しています（くわしくは１０４ページを参照）。

当時、西先生は全国で講演会を行っており、大阪の中之島公会堂でも定期的に講演会を開いていました。甲田先生は、この講演会での西先生の話に感銘し、その年の11月から生菜食を開始しました。朝食はとらずに、昼と夜に７００グラムずつの野菜をすり鉢とすりこぎですりつぶして食べることにしたのです。当時はジューサーもミキサーもなかったので、大学にすり鉢とすりこぎを持ち込んで、毎日欠かさずゴロゴロと野菜をすりつぶしていた甲田先生は、周囲から変人扱いをされていたといいます。

しかしながら、周囲の白い目とは裏腹に、甲田先生の体調は徐々に回復していきました。この結果に手応えを感じ取った甲田先生は、翌１９５１年の春にも12日間の断食を敢行《かんこう》し、その年の秋には自宅で2週間にわたる断食を行いました。その結果、体調はますますよくなり、西式健康法を始めて5年後には、すべての病気を克服することに成功したのです。

とはいえ、そこに至るまでの道のりは決して平坦なものではありませんでした。とくに、子供のころから甘いものが大好きで、しかも大食漢だった甲田先生にとって、生野菜のみによる少食は想像を絶するほどつらいことで、何度も挫折しては体調をくずすことをくり返したといいます。

そのため、大学を休んで断食や少食を実行していたかと思うと、近所の菓子店で甘いものを大量に買い込む。そうかと思うと、大学にフラッと戻ってきて、講義を受けるのかと思いきや、すり鉢とすりこぎで野菜をすりつぶす……。とくに、西式健康法の一つである裸療法（くわしくは150ページを参照）を実行していたときには、近所の人や家族から「とうとう頭がおかしくなった」といわれ、実際に精神科に連れて行かれたこともあったほどでした。

甘いもの断ちに関連した、興味深いエピソードがあります。

療養のために大学を休んだり、ときどき大学に舞い戻ったりをくり返して、気がつくと2年近くがたっていたときのことです。ある日、実家の台所にあった鍋のふたをあけると、あんころモチが入っていました。自分に内緒であんころモチを作っていたと思った甲田先生は、腹立ち紛れに、そのあんころモチを全部食べてしまいました。

ところが、そのあんころモチは、59歳のときに脳血管疾患《のうけっかんしっかん》で亡くなったお父様の月《つき》命日《めいにち》にお供えするために、お母様が毎月欠かさず作っていたものだったのです。このことを知った甲田先生は、自分はなんて意地汚い人間なのだと深く恥じ入りました。そして、その日の深夜にお父様の墓前に赴いてお詫びをするとともに、今後は絶対に甘いものを口にしないという決心の表れとして、腕に「甘いものをやめる　[redacted]月[redacted]日」と刺青を入れたのです。

ちなみに、後日、甘いもの断ちに成功して病気を克服し、病院勤務をしていたときに、この刺青を見た親友の外科医が「なんや、それは。もう甘いものはやめられたんやろ。消したるわ」といって、レーザーで消してくれたそうです。

日本人の体質の変化に対応して独自の健康法を確立

こうした凄絶《せいぜつ》な挫折を幾度となくくり返し、療養による2年間の休学を経ながらも、１９５４年に、甲田先生は30歳で大阪大学医学部を無事に卒業しました。

翌１９５５年、のちに甲田先生が大きくかかわることになる事件が発生します。日本中を震撼させた森永ヒ素ミルク中毒事件です。

森永ヒ素ミルク中毒事件とは、その年の６月ごろから主に西日本を中心として起こった、ヒ素の混入した森永乳業製の粉ミルクを飲用した乳幼児に、多数の死者・ヒ素中毒患者を出した毒物混入事件です。

その翌年の厚生省（現・厚生労働省）の発表によると、ヒ素の摂取《せっしゅ》による中毒症状が出た被害者は１万２１３１人で、そのうち１３０人が亡くなりました。その時点で、被害者の賠償金は一人１万円、死亡した人には25万円が支払われて、事件は収束したかのように見えました。

ところが、その14年後に、新たな事実が発覚し、事件の再調査が行われることになります。そして、その再調査に甲田先生が深く関与することになったのです。その詳細については、のちほど時系列に沿って紹介します。

さて、森永ヒ素ミルク中毒事件がいったんは収束したその年に、甲田先生は国家試験を受けて医師免許を取得し、大阪市内の病院に勤務医として奉職することになりました。大学を卒業しても、のんびりと構えてなかなか国家試験を受けようとしない甲田先生に、奥様やお母様が業《ごう》を煮《に》やし、甲田先生のお尻をたたいて、ようやく正式な医師となったとのことでした。

しかし、すでに断食や少食に関心が向いていた甲田先生と、一般的な診療をする病院の方針とは、なかなか相いれなかったようです。その後、甲田先生は勤務先の病院を退職し、１９５９年、大阪府八尾市内に甲田医院を開業しました。奇《く》しくも、西勝造先生がお亡くなりになった年のことでした。

自身が院長を務めているので、何の制約もなくなり、甲田先生は患者さんに西式健康法を熱心に指導するようになりました。生菜食や青汁（くわしくは１０４ページ以降を参照）の飲用をすすめ、西式健康法の体操（くわしくは１２１ページを参照）や温冷浴（くわしくは１４５ページを参照）、裸療法などの実行を奨励《しょうれい》するようになったのです。

これには後日談があります。薬を処方したり、注射を打ったりすることがない診療内容に驚いた患者さんたちから「あの病院は変わっている」「ニセ医者ではないのか」といった噂が広がり、ついには八尾保健所の所長と３人の調査員がやって来て「医師免許を見せてください」といわれてしまいました。甲田先生が医師の免許状と大阪大学の卒業証書を見せたところ、その所長が大阪大学医学部の先輩ということがわかり、全員が大笑いをして帰って行ったそうです。

また、そのころから、甲田先生は患者さんの体を手でさわって診察したり、治療したりする「手当て」を行っていました。ただし、そのことを前面に出すことはしていませんでした。病気を治すのは、あくまでも患者さんであり、自分はそのサポートをする役割をしているにすぎない。したがって、自分の不思議な能力は、指導のためにのみ使うという考え方でした。

これには、西先生の影響が大きかったようです。生前、西先生は甲田先生に対して「甲田君、手で診察したり治したりする力は治療に使わないでね」といっていたそうです。病気は神様から与えられた宿題のようなものなので、その問題を他人が解いてはいけない。また、そういう力を使って病気を治すと、甲田先生のほうが短命に終わってしまう――西先生は甲田先生の体を慮《おもんぱか》って、不思議な力を使うことを戒《いまし》めていたのです。

さて、一度はニセ医者ではと疑われながらも、西式健康法の指導を続けていたところ、その効果は確実に現れ、甲田医院の患者さんはどんどんふえていきました。とくに、生菜食を実行する患者さんの増加ぶりは顕著《けんちょ》でした。

ところが、生菜食を実行する患者さんが増加するのに伴って、患者さんたちから不満の声が寄せられるようになりました。西式健康法で定める野菜の量が多すぎるというのです。これには理由がありました。西式健康法が公表された１９２７年といえば、日本に食べすぎの人は少なく、体もよく動かしていたため、丈夫な人が多かったので、大量の生野菜を食べることに抵抗はありませんでした。しかし、戦中・戦後を経て、生活の欧米化とともに日本人の体質が変わり、多くの人が従来の西式健康法のやり方についてこられなくなったのです。

そこで、甲田先生は、西式健康法のベースを尊重しつつ、その時代の日本人に合った方法をアレンジするようにしました。その結果、完成したのが「西式甲田療法」です。こうして、甲田医院での診療内容は、西式健康法から西式甲田療法に徐々にシフトしていき、やがて西式甲田療法のみで診療を行うようになりました。

なお、西式甲田療法の詳細については、第３章で解説します。

ヒ素中毒の後遺症が断食で改善

甲田医院を開業してちょうど10年後の1969年、前述した森永ヒ素ミルク中毒事件に新たな動きが起こりました。奇しくも、甲田先生が初の著書である『断食体験記』を自費出版した年のことです。

実は、この件には私の母方の伯母（母の姉）が少なからず関与していました。少々長くなりますが、経緯を説明しましょう。

森永ヒ素ミルク中毒事件がいったん収束したあと、ヒ素中毒に後遺症はないという見解を、学識経験者5人で構成された「五人委員会」が発表していました。しかし、実際には、障害が残って苦しんでいる被害児が多数いました。その子たちの親御さんたちは「この障害は生まれつきのものなのか」「育て方が悪かったのか」「毒を飲ませてしまったのか」と煩悶《はんもん》しながら、14年間を過ごしていました。

事件を見直すきっかけとなったのは、大阪の養護教諭である大塚睦子《おおつかむつこ》先生のひとことでした。大塚先生は大阪大学医学部衛生学教授の丸山博《まるやまひろし》先生にお会いする機会があり、そのときに「私の学校の障害児学級に通う生徒の障害は、森永ヒ素ミルクの影響なのではないか」と相談をしたのです。

　丸山博先生は、西日本を中心に、全国の保健婦、養護教諭の有志に呼びかけて、ボランティアで家庭訪問をして、聞き取り調査を開始しました。その有志の一人が私の伯母でした。

　聞き取り調査の結果を丸山先生がまとめ、「14年目の訪問」と題して、その年の10月に行われた第27回日本公衆衛生学会で発表しました。その反響は大きく、世論の強い支持と多くの学会の協力を受けて、各地で自治体検診が実施され、全国的な実態が明らかになりました。そして、その結果、裁判で森永が責任を認め、医療費などが保証されることになったのです。

　ちなみに、このとき被害者側の支援をしていたのが、戦後日本を代表する弁護士の中坊公平《なかぼうこうへい》先生でした。それまで、中坊先生は企業の顧問弁護士をしていました。「14年目の訪問」の話を聞いたときに、この事件にかかわると「赤」のレッテルを張られて、企業の仕事ができなくなるのではと心配していたそうです。そこで、お父様に相談したところ、「子供の事件に赤も白もあるか。おまえをそんな子供にしつけた覚えはない！」と一喝《いっかつ》され、迷いが晴れて、弁護団長として東奔西走《とうほんせいそう》することになりました。

こうして森永ヒ素ミルク中毒事件は、事件発生から14年のときを経て、実態が明らかになり、被害者の救済も現実のものとなりました。しかし、経済的には保証されたとはいえ、健康問題はいっこうに解決していませんでした。そこで、丸山先生は、大阪大学の教え子である甲田先生に、断食によるデトックス（解毒《げどく》）を行ってはどうかと提案をしました。

この提案を受けて、甲田先生は被害者を集めて断食を行い、その結果を１９７２年に論文としてまとめました。その甲田先生にとって初の論文が「森永「砒素《ひそ》」ミルク中毒被害児の健康対策（第一報）」です。

同論文では、以下の点が発表されました。

❶皮膚の異常色素沈着を認めた者４名。うち３名が改善された

❷視力の異常を認められた者10名全員にある程度の改善が認められた

❸聴覚に異常が認められた者4名全員にある程度の改善が見られた

❹脳波の異常を認めた者1名。断食後ほぼ正常になった

❺自《じ》律《りつ》神《しん》経《けい》の失《しっ》調《ちょう》症《しょう》状《じょう》を認めた者16名全員が断食によって改善された

❻胃腸に障害を訴えた者13名全員が改善された

❼肝機能の異常が認められた者2名ともに断食後、正常値になった

❽たんぱく尿が認められた者5名。うち4名が断食後改善された

❾ひざ関節の疼痛《とうつう》を訴えた者2名ともに改善された

❿アトピー性皮膚炎がある者1名、断食後、症状がまったくなくなった

⓫血沈《けっちん》（赤血球沈降速度：赤血球が試薬内を沈んでいく速度のことで、体内に炎症などの異常があるかを調べる検査に使われる）の変動のある者17名。うち14名に血沈の改善が認められた

⓬断食前後の握力の変化　上昇8名、不変5名、低下4名

⓭胸部レントゲン写真の変化　17名中9名の陰影が縮小

⑭ 血圧の変動　最高血圧が断食後低下した者が多く見られた

現代医学で解決策を見出せなかったヒ素中毒の後遺症が、断食という民間療法に位置付けられる方法によってここまで改善したのです。その反響はすさまじく、テレビや新聞などでも取り上げられ、甲田先生の名前は一躍全国に知れ渡りました。

この新聞記事を読んで感銘を受けた大阪の養護教諭である吉永富美子《よしながふみこ》先生は、伯母やほかの仲間とともに甲田先生のもとを訪れ、食養生や健康体操について学びました。

学校に戻ったある日、吉永先生は児童たちの姿勢がおかしいことに気づきます。くわしく調査をしたところ、脊柱側彎症《せきちゅうそくわんしょう》（正面から見るとまっすぐであるべき脊柱［背骨］が横に曲がる病気）の子供が一定数いることが判明しました。そして、西式甲田療法の金魚運動（くわしくは１２７ページを参照）、毛管《もうかん》運動（くわしくは１３４ページを参照）、合掌《がっしょう》　合蹠《がっせき》運動（くわしくは１３７ページを参照）という三つの健康体操が脊柱の異常を矯正《きょうせい》するのに有効だという報告を「全国養護教諭サークル」で発表しました。その反響は大きく、ＮＨＫのニュースでも取り上げられて、その後、児童の健康診断の項目に脊柱側弯症が加わることになったのです。このことでも、甲田先生の名前はさらに知れ渡りました。

とはいえ、甲田先生は、そのような世間の声などどこ吹く風といった感じで、いつもと変わらず西式甲田療法による診察を続けていました。マスコミの影響もあって、甲田医院には日本全国から数多くの患者さんが来院するようになっていました。しかも、ほとんどが他の医療機関ではなす術《すべ》がないといわれた難病の人たちばかりです。そうした患者さんたちに対し、甲田先生はあくまでも西式甲田療法のみで診療を行っていたのです。

一般的な医療機関では、処方箋といえば薬の情報が書いてあるものです。しかし、甲田医院で出す処方箋には、食事や運動に関する指導がびっしりと書いてありました。

このように多忙な日々を送って7年が経過した1979年、甲田先生は私（森美智代）と出会いました。

第2章

邂逅と帰泉

伯母の家に下宿したことが人生を変えるきっかけになった

私は１９６２年に東京都葛飾区《かつしかく》柴又《しばまた》で生まれました。そう、映画〈男はつらいよ〉の舞台になっている、あの柴又です。映画にもしばしば出てきた帝釈天《たいしゃくてん》の境内や江戸川の土手は、私にとって格好の遊び場でした。

両親と妹と弟の５人家族で、父は自営業をしていました。ちょうど私が小学校に上がるころに、父が生命保険会社に就職し、その関係で私たち家族は江東区大島《おおじま》の団地に転居しました。

当時の私は、勉強も運動もできない、ひとことでいえば、パッとしない平凡な子供でした。大人になったらなりたいものもとくになく、毎日をボーッと過ごしていたように思います。

中学３年生のときに、父の転勤に伴って高知県に転居することになりました。両親の実家がともに高知県内にあったため、幼いころから夏休みにしょっちゅう行っていて、なじみのある土地だったので、抵抗はありませんでした。

高校に進学したときに、通学に便利なように、母方の祖母と伯母が住む家に下宿をするようになりました。

この伯母は、第1章で紹介した森永ヒ素ミルク中毒事件のときに、ボランティアで家庭訪問をして聞き取り調査を行った、養護教諭をしていた人です。いまになって思うと、この伯母の家に下宿したことが、私の人生を大きく変えるきっかけになったのです。

それは、私が高校2年生のときのことです。伯母から「いっしょに健康合宿に行かない？」と誘われました。森永ヒ素ミルク中毒事件のボランティアをきっかけに甲田《こうだ》光雄《みつお》先生と知り合った伯母は、西式甲田療法の考え方に共鳴し、その3年くらい前から、甲田先生が指導する健康合宿の世話人をしていました。おそらく、夏休みなのに何をするでもなくダラダラしている私を見て、何か刺激になる経験をさせようと思ったのでしょう。

健康合宿と聞いて、頭にパッと浮かんだのは「やせられるかもしれない」ということでした。私自身はいたって健康でしたが、合宿に参加してより健康になれば、少しはスリムになるのではと思ったのです。万事に無関心だった私も、さすがにそういう年ごろになっていたというわけです。

「おもしろい先生だな」

こうして私は、甲田先生が指導する健康合宿に伯母とともに参加しました。甲田先生と初めてお会いしたときの第一印象は「おもしろい先生だな」というものでした。現代医学では治癒《ちゆ》がむずかしい病気でも、断食《だんじき》や少食を実行して宿便《しゅくべん》（腸内に長期間とどまっていた便）を出せば治るという話が、高校生の私にもわかりやすく、おもしろかったのです。そのときの甲田先生は54歳。丸刈りでガリガリにやせた独特の風貌をしており、全身から精気がみなぎっている感じがしました。

合宿は5泊6日。大阪府内の寺に泊まり込んで、朝食を抜き昼食と夕食に玄米《げんまい》がゆと豆腐を食べる「半日断食」（くわしくは88ページを参照）を体験しました。１００人くらいが参加していたなかで、高校生は私一人だけ。初めて経験した断食でしたが、おおぜいの大人たちといっしょだったので、つらくはありませんでした。

このとき、ヘドロのような異臭のする真っ黒な便が出ました。これが、甲田先生のいう宿便だったのでしょう。

ここで、宿便についてふれておきましょう。

宿便とは、前述したように、腸内に長期間とどまっていた便のことを指します。西洋医学では、宿便というものは存在しないといわれます。しかし、その一方で、西洋医学にも「宿便性腸炎」や「宿便性潰瘍《かいよう》」といった病名は存在します。これは、どういうことでしょうか。

サプリメント（栄養補助食品）の広告などで「腸壁《ちょうへき》のひだにこびりついた宿便を出せば健康になる」といった旨《むね》の惹句《じゃっく》が使われることがよくあります。しかし、腸は蠕《ぜん》動運動《どううんどう》（腸が内容物を肛門《こうもん》のほうへ送る運動）を行ううえに、腸管《ちょうかん》の細胞は数日で新しい細胞に置き換わり、新陳代謝《しんちんたいしゃ》（体内における新旧の物質の入れ替わり現象）をしているので、便が腸壁にこびりついたままになるということはありえません。そのため、

「宿便は存在しない」と誤解されているようなのです。

宿便は滞留便《たいりゅうべん》とも呼ばれ、さまざまな症状を引き起こす原因になるものとして、医学用語にも含まれています。そして、甲田先生は、この宿便を出すことで、多くの病気が治ると提唱されていたのです。


さて、合宿では、西式健康法の体操も行いました。最初のころは、むずかしかったのですが、慣れてくるとスムーズにできるようになり、気持ちよく感じました。

とくに印象に残っているのが「40分合掌行《がっしょうぎょう》」です。40分合掌行は、西式健康法の六大法則のうちの一つである「合掌《がっしょう》合蹠《がっせき》運動」（くわしくは１３７ページを参照）のもとになった行です。正座をするかイスに座った状態で、左右の手のひらを合わせて、ひじが肩の高さよりも上にくるくらいに上げ、足も裸足になって親指を重ねるこのポーズを40分間維持したまま、般若心経《はんにゃしんぎょう》（大乗《だいじょう》仏教《ぶっきょう》における経典の一つ）や祝詞《のりと》（神道の祭祀において神様に対して唱《とな》える言葉）を唱えるのです。これを約１００人がいっせいに行いました。

40分合掌行を行うと、手のひらから気《き》（東洋医学でいう一種の生命エネルギー）が出るようになると聞いていました。たしかに、私も自分の手のひらから気が出るのがハッキリとわかりました。しかも、驚いたことに、どうやら私の手のひらから出る気の量がとてつもなく多かったようなのです。他の人たちも手のひらから気が出るのを自覚していましたが、私の気は突出して多いようで、みんなから「すごいね」といわれました。とはいえ、１００人くらいの人がいたなかでの出来事だったので、甲田先生はそのことに気づいていないようでした。

　こうして６日間の健康合宿を終えたときには、肌が白くスベスベになって、頭もスッキリと冴えわたる感じがしました。全身から毒が抜けたような感じがした私は、伯母とともに高知に戻りました。

　このときの私と甲田先生との接点は、約１００人の参加者のなかの一人と、その指導者というもので、とくに濃密なものではありませんでした。しかし、その後、私と甲田先生の人生は、思いもよらない交錯をすることになったのです。

健康合宿で体験した40分合掌行によって、手のひらから大量の気が出るようになった私は、友達の具合が悪くなったときに、「手当て」をして治してあげるようになりました。たとえば、おなかが痛いという友達がいたら、その子のおなかに手のひらを当てます。すると、たいていの子は「温かく感じる」といって、ほどなくしておなかの痛みが消えるのです。

とはいえ、その能力を特別に何かに役立てようという意識はなく、たのまれればやってあげるだけでした。そうした力は誰にでもあるものだと思っていたのです。

そのうち、友達の体に手を当てると、悪いところがわかるようにもなってきました。見ているだけではわからないのですが、体にふれると直感的にわかるのです。そこで、そのことを伝えると「なんでわかるの!?」と驚かれました。このことで、こうした能力は誰にでもあるわけではなさそうだということが、なんとはなしにわかってきました。

そんなこともあって、私は翌1980年の春休みに、甲田医院に体験入院をさせていただきました。そこで私は初めて「本断食」を体験しました。本断食とは、断食前の漸減食《ぜんげんしょく》と断食後の回復食をはさんで、3日間以上、水以外のものをとらない断食法です。すると、合宿中に初めてオーラが見えるようになりました。オーラとは、生体が発散する霊的なエネルギーのようなものです。

私が初めて見たオーラは、なんと甲田先生のオーラでした。甲田先生の全身から金色をしたオーラが出ているのが見えたのです。それは、とても美しい色を帯びていました。

甲田先生に、40分合掌行をしてから手のひらから気が出るようになり手当てができるようになったこと、そして甲田先生のオーラが見えたことを伝えると、甲田先生はとても驚き、また喜んでいました。そんな甲田先生を見て、私は「自分に何かあったときには、この先生に診《み》てもらおう」と思いました。

こうして私は不思議な能力を徐々に開花しつつありました。しかし、そうした能力を何かに役立てようという気持ちはとくにありませんでした。高校卒業後の進路を決めるにあたっても、短大に進学して養護教諭の資格を取得するという、ごく普通の道を選びました。

養護教諭をめざすことにしたのは、やはり伯母の影響が大きかったのだと思います。子供のころから、とくに将来の希望もなく、毎日をなんとなく過ごしていた私でしたが、下宿先で毎日顔を合わせ、健康合宿にも誘ってくれた伯母に、知らず知らずのうちに憧憬の念を抱いていたのでしょう。

養護教諭の資格を取得し大阪の学校に就職

その後、無事に短大に合格し、「花の女子大生」になった私は、相変わらず平凡な毎日を送っていました。そんななかで、とくに印象に残っているのは、1年生のときのインド旅行でした。

このインド旅行も、伯母が少々関係していました。伯母の友達に、バックパッカーとしてインドやネパールなどをさまよい、その後、帰国して美術の先生になった男性がいました。彼は陶芸もやっていて、作品の売り上げをインドの子供たちの学校建設のために寄付していました。その関係で、彼には現地に知り合いがたくさんいるので、現地の人と交流できるインド旅行に行かないかと誘われたのです。単なる観光旅行ではない点に惹《ひ》かれた私は、10人くらいの同行者とともにインドへ赴きました。

初めて訪れたインドは、見るものすべてが新鮮で、おもしろくてしようがありませんでした。ただし、インドに行った人は、インドのことがすごく好きになるか、すごく嫌いになるかに二分されるといわれますが、私の場合、そういったことはありませんでした。というのも、私たちが別れてホームステイした家は、それぞれ医師や弁護士など、かなり裕福な家庭だったため、外国からのお客さん待遇だったからです。そのため、彼《か》の国のディープな部分にまでふれることはなかったのです。

ちなみに、この旅行中にも、私は手当てをする機会がありました。同行者が腹痛になったときに、おなかに手を当てて治したり、通訳をしてくれた妊婦さんのおなかに手を当てて、安産になるように気を送ったりしたのです。

その後、短大を卒業した私は、念願の養護教諭の資格を取得し、高知の実家を出て、大阪府の学校に就職しました。

初めての社会人生活は、忙しくも充実した日々でした。今度は親類の家に下宿するのではなく、完全に親元を離れての一人暮らしでもあったので、多少の緊張感もありましたが、その緊張感さえも楽しく感じるほど、養護教諭の仕事はやりがいのあるものでした。

ところが、就職して半年ほどたったころに、私の体に異変が起こったのです。

短ければあと5年の命

最初に現れた異変は、めまいのような症状でした。地面が急に盛り上がってくるような感覚に襲われ、歩くことはおろか、立っていることも困難な状態に陥ることが、たびたび起こるようになったのです。そのうち、まるで酔っ払いのようにフラフラとした足取りになり、やたらところぶようにもなりました。

最初は、血圧の影響ではないかと思い、病院で血圧を測ってもらったり、貧血を疑って血液検査を受けたりしましたが、いずれも異常なしということでした。それでは耳の病気なのではと考えて、耳鼻科に行きましたが、耳にも異常はないとのことでした。

症状は日に日に重くなっていきましたが、それでもなんとかがんばって仕事を続けていました。そうして数か月が経過したころ、知り合いの医師から「小脳の病気かもしれないので神経内科で診てもらいなさい」といわれました。そこで私は、大阪大学医学部附属病院の神経内科に行ってＣＴ検査（コンピュータ断層撮影検査）を受けることにしました。当時、大阪にはＣＴ検査のできる機械が数台しかありませんでした。

検査の結果、小脳が萎縮《いしゅく》していることがわかりました。そして、医師にこういわれたのです。「ころび方も小脳に関係した特有のころび方なので、脊髄《せきずい》小脳《しょうのう》変性症《へんせいしょう》でしょう」と。初めて聞く病名でした。

続いて、その医師は「この病気の原因は不明で、治療法はなく、検査しかできません」といいました。

私はそれまで、病名がわからず薬が決まらないから治らないので、病名がわかって薬が決まれば治るものと思っていました。そのため、治らない病気があるということがにわかには信じられませんでした。

医師から「ご家族に連絡をしたい」といわれましたが、まだ事態をよく把握することができなかったため、とりあえずお断りしました。けっきょく、その日はそれ以上の説明はなく、3か月に1回のペースで通院するようにいわれ、病院をあとにしました。

私は帰宅するとすぐに脊髄小脳変性症について調べてみました。すると、ショッキングなことが次々とわかってきました。

脊髄小脳変性症とは、小脳および脳幹《のうかん》（中枢《ちゅうすう》神経《しんけい》系を構成する部位が集まっている器官）から脊髄《せきずい》（脊骨の中にあって脳髄とともに中枢神経系を構成している器官）にかけての神経細胞が徐々に破壊されていく病気で、歩行時のふらつきや、手の震え、ろれつが回らないといった症状を起こすのが特徴ということでした。厚生省（現・厚生労働省）が定める難病に指定されているものの、治療法はなく、発症から5～10年ほどで寝たきりになって、最後には呼吸をする機能も失って亡くなるというのです。

くわしいことがわかったら家族に話そうと思っていましたが、こんな残酷なことを話す気にはなれません。両親は、私がときどき実家に帰ったときに、フラフラと歩いているのを見ていましたが、まさかそのような難病に罹《り》患《かん》していたとは知る由《よし》もありませんでした。

そもそも、当時は、脊髄小脳変性症という病名自体がほとんど知られていませんでした。この病気が有名になったのは、この3年後に刊行された『1リットルの涙』というノンフィクションによってです。著者の木《き》藤《とう》亜《あ》也《や》さんが中学3年生のときに脊髄小脳変性症に罹患し25歳で短い一生を終えるまでを綴《つづ》った同書は、各国語に翻訳され、世界中で数百万部が読まれるまでの大ヒット本となりました。その後、映画化やテレビドラマ化されたのを記憶しているかたもいるのではないでしょうか。

いまになって自分自身の体調を振り返ると、高校生くらいのときから、脊髄小脳変性症の症状は少しずつ出ていたように思います。平衡《へいこう》感覚が弱く、体育の授業で平均台を渡れなかったり、片足立ちができなかったりしていたのです。そのころから、私の体はじわじわと蝕《むしば》まれていたのでしょう。

せっかく念願の養護教員になれたのに、短ければあと5年しか生きられない――失意のどん底に落ちた私は、頭の中が真っ白になり、混乱しました。どうしたらよいのだろうと必死に考えをめぐらせていると、あるかたの顔がパッと浮かびました。

「そうだ、甲田先生に診てもらおう！」

甲田先生とは、もう3年以上お会いしていませんでしたが、最後にお会いした体験入院のときに、「自分に何かあったときには、この先生に診てもらおう」と心に決めたことを思い出したのです。

１９８３年、21歳のときのことでした。

断食後の生菜食で無事に退院

約3年ぶりにお会いした甲田先生は、相変わらず精力的で生命力にあふれている感じがしました。これまでの経緯をつぶさに報告すると、私の目を見て、ひとこと、

「治るよ」

とおっしゃいました。

そして、

「おなかにガスがたまっている。断食をしてガスを出せば脳の状態もよくなる」

と説明してくれました。

大阪に数台ほどしかない最新の医療機械で検査を受け、大学病院の医師が治療法はないといった難病を、治ると断言してくれたのです。私は温かいものに包まれたような気分になり、すべてを甲田先生にゆだねることを決めました。

それからは、フラフラの状態ながらも養護教諭の仕事をなんとか続けながら、学校が長期休暇に入る夏・冬・春の休みを利用して、甲田医院に入院をして3〜7日間の断食を行うようになりました。

断食によって病気を兵糧《ひょうろう》攻めにすると、食物の消化吸収同化に使われていた生命エネルギーが治癒にシフトされ、体力が弱くなる感じはありますが、同時に病巣《びょうそう》も衰弱していきます。そして、この体と病気のせめぎ合いに勝つと、免疫力《めんえきりょく》（病原体が体内に侵入しても発病を抑える力）や自然治癒力《しぜんちゆりょく》（人間の体に本来備わっている病気を治す力）

が高まって、病気を克服することができるのです。

断食後は、回復食として玄米ごはんに野菜料理を加えた「玄米菜食《げんまいさいしょく》」をとります。一般的には、この過程で病気が劇的に改善していくものです。ところが、私の場合は、まったく逆の展開となりました。断食を行っている間はたしかに症状がおさまるのですが、回復食をとると症状がぶり返してしまうのです。これには甲田先生も頭を悩ませていたようでした。

その後、歩行困難はさらに悪化し、ころぶ回数もふえてきて、ついには仕事を続けることが不可能になり、１９８５年には学校を退職して、治療に専念することにしました。そして、「こうなったら病気が完治するまで居続けるぞ」という覚悟で、甲田医院に長期入院することにしました。

甲田医院での入院生活は、かなり忙しいものでした。朝は5時、早いときには3時ごろに起床します。まず、朝礼があり、甲田先生のお話をうかがいます。その後、診察を受けたあとに、患者が分担して院内の掃除をします。そして、断食や玄米菜食などをしながら、金魚運動（くわしくは１２７ページを参照）や毛管《もうかん》運動（くわしくは１

３４ページを参照）など、西式甲田療法で定めたさまざまな体操を行うのです。消灯は午後９時と決められていましたが、その日に予定していたプログラムが終わらずに、消灯時間を過ぎて体操をすることもありました。

この入院期間に、私は初めての長期間にわたる断食を経験しました。21日間や24日間の断食を実行したのです。

最初に行ったのは24日間の断食です。朝食を抜き、昼食と夕食に、だしコンブや干しシイタケなどで作ったすまし汁を飲む「すまし汁断食」を24日間行いました（すまし汁断食のくわしいやり方は96ページを参照）。

断食をすると、お通じがとてもよくなり、午前中だけでも5〜6回はトイレに行くようになりました。このときも宿便が毎日のように出ました。ザラザラとした砂状のものや、スイカの種のようなツブツブがまざっていたり、白い粘液状のものが出たりしていました。

その時点で、私はトイレにもはって行くような状態でした。しかし、24日間の断食を終えると、なんとか立ち上がれるようになり、伝い歩きができるようになったのです。

その２か月後には、再び24日間のすまし汁断食に臨みました。しかし、断食中に体から魂《たましい》が抜けていく夢を見たことを甲田先生に伝えると、甲田先生は「気が弱くなっている」といって、21日めで中止となりました。

それでも、２度にわたる長期間の断食をしたことで、体に大きな変化が現れました。断食後に体重が戻るようになったのです。入院前の私は、身長１５３センチで体重は50キロでした。その後、断食をするようになって体重は40キロまで落ちていました。そして、断食終了後は回復食として玄米菜食をしていましたが、体重が戻ることはありませんでした。それが、わずかずつではありますが、体重が戻ってきたのです。

ただし、私の場合、前述したとおり、玄米菜食をすると、症状がぶり返していました。そこで甲田先生は、21日間の断食から約１か月たった１９８７年５月16日から、私に「生菜食《なまさいしょく》」をするようにいいました。

生菜食とは、朝食を抜いて、生の葉野菜をすりおろしたりミキサーにかけたりしてドロドロにした青泥《あおどろ》か、その青泥からカスを取り除いた青汁を飲み、生の玄米粉《げんまいこ》、ニンジン、ダイコン、ヤマイモ、豆腐など、生のものだけを昼と夜に食べる食養生です。火にかけないものを食べるので、食材の持つ生命力をそのまま取り入れることができるとのことでした（生菜食のくわしいやり方は１０４ページを参照）。

　このころ、初めて人間以外のオーラを見ました。甲田医院の裏には畑があり、そこで収穫した野菜で青泥や青汁などを作っていました。ある日、病室から畑をながめていたところ、キャベツの原種であるケールからオーラが出ているのが見えたのです。それは、かげろうのような光を帯びていました。まさにケールの生命力を目にしたわけです。私は、その生命力をいただいて生きながらえようとしているのだと思うと、強烈な感謝の念が湧いてきて、思わず「ありがとう」とつぶやいていました。

　さて、生菜食の効果は予想以上のものでした。おそらく、それまでに行った断食によって、胃腸の状態がよくなっていたこともあったのでしょう。症状がぶり返すどころか、おさまってきたのです。伝い歩きだったのが、壁や手すりにつかまらずに歩けるようになり、ころぶ回数も徐々にへっていきました。そして、生菜食を始めて１か月半が過ぎたころには、発病前の普通に歩ける状態に戻ったのです。

そして、その年の６月30日、私は無事に退院することができました。半年におよぶ長い入院生活でした。

試行錯誤のうえにたどり着いた一日青汁1杯のみの生活

退院できたとはいえ、脊髄小脳変性症は進行性の病気です。進行を抑えるために、食養生を続ける必要があります。私は甲田先生に相談をして、「玄米生菜食A」をとることにしました。

玄米生菜食Aは、前述した生菜食のなかでも、比較的胃腸が丈夫な人向けの食養生です（くわしいやり方は１０５ページを参照）。一日の摂取《せっしゅ》エネルギー（カロリー）は約９００キロカロリー。成人女性の基礎《きそ》代謝《たいしゃ》（安静時の消費エネルギー量）が約１２００キロカロリーなので、かなり低い価《あたい》になります。

ところが、それにもかかわらず、退院時に44キロだった体重が、５か月後の11月に50キロを突破してしまったのです。断食後に体重が戻るのが本来の姿とはいえ、これはさすがに太りすぎだということになり、５日間の本断食を行いました。

その後も、体重がふえるたびに、２日間の本断食、２日間のすまし汁断食、水・柿の葉茶・青汁・少量のハチミツをとる「青汁・ハチミツ断食」などを行いました。

それでも、翌１９８８年９月には、さらに太って53キロになったため、一日の摂取エネルギーを約６５０キロカロリーにへらしました。そのうえで、９日間の本断食、リンゴのすりおろしを昼食と夕食でとる「リンゴ断食」を９日間行い、１９８９年５月には一日の摂取エネルギーを約５００キロカロリーにへらしました。

１９９０年の終わりごろには、おなかが張るようになったため、昼食も抜いて、夕食に葉野菜２５０グラムの青泥のみをとりました。それでも、翌年の夏に、またおなかが張るようになったため、青泥の汁をしぼった青汁のみをとり、一日の摂取エネルギーは約１５０キロカロリーになりました。

こうして試行錯誤をくり返した結果、１９９４年12月には、葉野菜２５０グラムの青汁のみで一日約１００キロカロリーになりました。

さらに、１９９６年には葉野菜１５０グラムの青汁のみで一日約60キロカロリーとなり、以降、現在までずっと同じ食事を続けています。そのほかにとっているものといえば、ビタミンCをはじめとした3種類のサプリメントと、日曜日ごとに行っている一日断食のときに飲む水と柿の葉茶のみです。しかし、空腹感を覚えることはありません。

よく、「一日青汁1杯のみなんていっているが、そんな食事で生きていられるわけがない。きっと隠れて食べているにちがいない」などといわれることがあります。たしかに栄養学的に考えれば信じられないことなのでしょう。しかし、これは動かしようのない事実なので、そのようにいわれても、まったく気にしていません。人に何をいわれようと、一日青汁1杯が私の食生活であることは変わりないのです。

現在、健康状態にもまったく問題がありません。

新たな3人の師匠と自動書記

こうして難病の脊髄小脳変性症を克服し、現在もすこぶる元気に過ごしている私ですが、この間、食生活以外にもさまざまな変化がありました。さかのぼって説明しましょう。

まず、甲田医院を退院して2年後の1989年4月に鍼灸《しんきゅう》学校に入学しました。ちょうど食生活を試行錯誤し始めたころです。

鍼灸学校を選んだのには、理由がありました。私は高校生のときに足をねんざして、近所の鍼灸院に通ったことがありました。その鍼灸院の院長先生は塩見《しおみ》哲生《てつお》先生といって、全盲のかたでした。塩見先生の治療は独特で、鍼《はり》を刺さずに皮膚にふれるかふれないかのところで止め、その鍼を通して患者さんに気を送るのです。その効果は抜群で、私が骨髄小脳変性症を発症してからも、数か月高知に帰って、治療をしてもらっていました。

その後、病気を克服したことを報告に行ったときのことです。塩見先生は見えない目で私の手をしげしげと見て「気がいっぱい出てきたねえ」といいました。そして「僕の弟子にしてあげるから鍼灸師になりなさい」といったのです。それ以来、私は塩見先生を鍼灸の師匠と仰ぎ、鍼灸学校へ行くことにしたわけです。

鍼灸学校に入学してから、のちにもう一人の鍼灸の師匠となるかたとの出会いがありました。学校で漢方概論や実習を担当していた花谷《はなたに》幸比古《ゆきひこ》先生です。花谷先生は鍼灸師、柔道整復師であると同時に、風水師でもあります。花谷先生の実家は、古くから続く神社で、天皇陛下が即位されたときに行われる大嘗祭《だいじょうさい》のときに、祭壇に捧げる米をどこの地域から持ってくるかを占う、1000年以上続く家系なのです。

ある日の授業中のことです。花谷先生からオーラが出ているのが見えました。それは甲田先生と同じ金色に輝くオーラでした。そのことを級友に話していたら、後ろに花谷先生がいて、「オーラが見えるのか。一度、家に遊びに来なさい」といわれました。

ちなみに、金色のオーラが出ている人はごくまれにしかおらず、ほとんどの人のオーラは無色です。また、体の状態が悪い人のオーラは黒や青い色をしています。

その後、花谷先生の実家である神社におじゃましたときには、「鎮魂帰神《ちんこんきしん》」という言葉の意味や、悪霊を退散させる手さばきの初歩などを教わりました。鎮魂帰神とは、その人についているのが神なのか霊なのか、霊ならば高級霊なのか、善霊なのか、神ならば、悪霊神、邪霊神、低級神なのかと調べて、良いものならばそのまま残し、悪いものならば祓うというものです。また、悪霊を退散させる手さばきは、印《いん》を結んだ手を体の前で振るというものでした。

翌1990年には、俣野《またの》四郎《しろう》先生との出会いがありました。俣野先生は、第1章の森永ヒ素ミルク中毒事件の項で登場した丸山博《まるやまひろし》先生の大阪大学医学部の同級生です。

ある日、私の伯母の友達が丸山先生と雑談をしていたときに、「自分の友達で不思議なあんまをする医者がいる」と聞いたそうです。なんでも、勝手に手が動いて治療するらしく、しかも脊髄小脳変性症を治したこともあるといいます。その時点で、私の脊髄小脳変性症は寛解《かんかい》していましたが、興味を抱き、俣野先生のご自宅を訪れました。

あんまをしてもらいながらうかがったお話によると、戦時中に医学生だった俣野先生は、瞑想《めいそう》をしているときに、神様から「大祓《おおはらい》の祝詞を読め」といわれ、そのとおりにして以来、手が勝手に動いてあんまをするようになったそうです。大祓は、日本中の神社で6月30日と12月31日に唱える祝詞で、日常生活で知らずに犯した罪と穢《けが》れを祓い清める神事で、夏の茅《ち》の輪《わ》くぐりのときと大晦日に唱えられます。

俣野先生は、患部をもむことでこりを取るのと同時に、エネルギーも注入していて悪霊も取っているといっていました。宇宙からのエネルギーを流しているのであって、自分のエネルギーを使っているわけではないから、いくら治療をしても疲れないし、邪気を受けることもないとおっしゃっています。

あんまが終わると、全身がとてもスッキリしたので、それ以来、私は月に1回くらいのペースで通うようになりました。

すると、しばらくして、思いもよらない現象が起こりました。自動書記をするようになったのです。自動書記とは、自分の意思とは無関係に筆記をする行為のことです。

ある日、家の中でくつろいでいると突然、手がムズムズしてきて、クルクルと渦を描くような動きをし始めました。それをお宅にうかがったときに俣野先生に話すと、先生は私の親指をもんでパッと離し、「書いてみなさい」といって鉛筆と紙を持ってきました。すると、勝手に手が動いて、ひらがなを書き出したのです。俣野先生からは「字を書く練習だと思って、内容は気にしないほうがいい」といわれました。

この体験を甲田先生に報告したところ、「ワシの前でも書いてみなさい」といわれたので、精神を集中すると、また勝手に手が動き出しました。しかも、前回より書くスピードが上がっていたのです。書いたものを甲田先生に見せると、「これは正しい神様がいるから続けなさい」といわれました。

そのうえで、甲田先生は、サンスター中央研究所で私が自動書記をしているときの脳波を測定する手はずを整えてくれました。その結果、安静時にはミッドα《アルファ》波が出ているのに対して、自動書記をしているときにはΘ《シータ》波の出ていることがわかりました。つまり、私は眠った状態で字を書いているようなのです。

さらに、花谷先生のところへ行って、同様の報告をすると、やはり「書いてみなさい」といわれました。そして、書いたものを見せると「いい神様につかれているから、これは大切にとっておきなさい」といわれました。

最後に、塩見先生にも報告をすると、やはり書いたものを見て、「いい神様だから、これは置いておきなさい」とまったく同じことをいわれました。

そのようなわけで、これまでに自動書記で書いたものはすべて保存してあり、いまではそのノートが１５０冊くらいになっています。すべてひらがなで書かれた文章は、宇宙の成り立ちなど、神様からの伝言のような内容がほとんどです。

昔の日本では、霊能者が不思議なことをいったり書いたりしたらその人についた霊や神がどういうものかをみてもらいました。悪霊か動物霊か、それとも釈迦・キリスト・高天原《たかまがはら》の神のような高い神霊なのかといった具合にです。それを審神者《さにわ》（神託《しんたく》を受けて伝える役割を持つ人）にみてもらい、善《よ》い神の言葉ならば信じて大切に保存するという、洗練された対応をしていました。私も4人の先生に審神者になってもらい、脳波も測定していただいて科学的にも霊的にもそのままでよいとお墨付きをいただきました。

なお、甲田先生が「保野先生に一度会いたいな」というので、お二人を引き合わせたことがありました。30〜60分くらい話しただけでしたが、お互いがすばらしい先生だと感じたようでした。

腸内細菌の状態がウシに近い

１９９１年、私は鍼灸師の免許を取得し、鍼灸学校を卒業しました。その年は、40分合掌行を行った回数が通算で１０００回を超えた年でもありました。

そして、翌１９９２年10月10日に、森鍼灸院を開院しました。場所は、甲田医院の斜め前です（現在は道路の反対側に移転しています）。当時、自宅のあった八尾市内で物件を探していたところ、たまたまその場所が空いていたのです。

鍼灸院を経営するにあたっては、とくに甲田医院と連携はしていませんでした。ただし、甲田先生のことですから、患者さんに森鍼灸院をすすめてくれたことはあったのだろうと思います。西先生の口ぐせが「西式をやっていれば鍼灸もあんまも必要ない」だったので、大っぴらにはいえなかったでしょうが、鍼が効きそうな患者さんがいたら、「帰りに寄って行ったら」くらいはいってくれていたのでしょう。

私は開業当時から、塩見先生から教わった手法で、皮膚にふれるかふれないかの位置で鍼を止めて気を送る治療をしています。口コミで伝わるのか、悪性リンパ腫やガン、パーキンソン病など、難病の患者さんが多数来院されていました。

なお、その年の２月５日に、私は初めてテレビに出演しました。テレビ東京の〈大正サイエンススペシャル　食べることの不思議〉という番組です。甲田先生のところへ取材に来た人が、一日に青汁1杯だけで生活している人がいると聞き、ついでに取材に来た感じでした。番組内では、青汁1杯を趣味でやっているような扱いだったため、テレビに出た反響はほとんどありませんでした。

それが一転して大反響を呼んだのは、１９９６年11月3日にテレビ東京の〈追跡テレビの主役〉という番組に出演したときです。番組内で、一日青汁1杯のみの生活によって脊髄小脳脊髄変性症を克服したと明言したところ、全国から一日１００件以上の電話がかかってくるようになったのです。

それ以降は、青汁1杯の食生活を検証をする番組からの出演依頼が殺到するようになりました。１９９７年7月27日に日本テレビ系列〈特命リサーチ２００X〉、２０００年2月10日にTBS系列〈回復！　スパスパ人間学〉、同年2月22日にテレビ東京〈大正サイエンススペシャル 肥満の化学〉、２００3年10月25日にTBS系列〈探検！ホムンクルス～脳と体のミステリー〉、同年12月7日に関西テレビ〈鶴瓶&なるみのほんまか〉といった具合です。

この間、さまざまな検査も受けました。

パスツール研究所で免疫力を調べたところ、インターフェロンαという免疫力の指標が２万２７７７単位であることが判明しました。５０００単位が一般的な数値なので、その4倍以上の免疫力を持っていることになります。

順天堂大学で基礎代謝を調べたときには、一般的な同年齢の女性よりも43%も低いことがわかりました。

大阪教育大学では、体内で尿素《にょうそ》を再利用して、たんぱく質を作っていることがわかりました。これは、私に限ったことではなく、低たんぱくの食事を2週間ほど続けると、よく起こる現象とのことでした。

そして、理化学研究所で腸内細菌を調べたときには、驚くような結果が出ました。植物の繊維を分解する腸内細菌の割合が通常は30%程度なのに対して、私の場合は約60%もあるというのです。同研究所の辨野《べんの》義巳《よしみ》先生によると、「ウシが草しか食べないのに体格がよいのは、腸内細菌が植物を分解してアミノ酸を作り、腸で吸収してたんぱく質を作っているからです。つまり、森さんの腸内細菌はウシに近い状態なのです」

ということでした。

「ワシは涅槃に入るから」

ここで、話を甲田先生に戻しましょう。私が脊髄小脳変性症を克服して甲田医院を退院して以降も、甲田先生は精力的に活動を続けていました。全国から押し寄せる難病の患者さんを西式甲田療法のみで次々と治癒に導きながら、講演会やシンポジウムなどにも積極的に登壇していました。

特筆すべきは、執筆した論文と書籍の数です。なんと１０５本にものぼる学術論文を発表し、50冊もの書籍を上梓したのです。そのほかにも、８冊のブックレットにも執筆をしていました。この論文と書籍のリストを２０２ページに掲載しました。ぜひご覧ください。

甲田先生の著書のなかでは、私も「仙人2号のMさん」として、たびたび紹介されました。そんな数多い書籍のなかでも、とくに心に残っているのが、２００８年4月に50冊めの書籍として誕生した、イラスト作家である赤池キョウコ先生との共著書『マンガでわかる「西式甲田療法」』（マキノ出版）です。

というのも、同じ出版社から私の初めての著書となる『「食べること、やめました」』が、なんと同日に刊行されたのです。尊敬する先生の著書が刊行された同じ日に、自分の初めての著書が刊行されるとは、まさに身に余る光栄でした。

甲田先生は五井《ごい》昌久《まさひさ》先生が提唱する「世界平和の祈り」に傾倒するようになっていきました。五井先生は白光真宏会《びゃっこうしんこうかい》の開祖で、祈りによる世界平和運動を実践されたかたです。甲田先生は「自分は五井先生によって救われた」といって、「世界平和の祈り」にご自分の願いを加えた、以下のお祈りを毎日欠かさず行うようになりました。

世界人類が平和でありますように
日本が平和でありますように
すべての人が病気も治り健康になり幸せになられますように

私たちの業想念《ごうそうねん》が浄《きよ》まりますように
すべての「いのち」の天命が全うされますように
母なる地球がいつまでも元気でおられますように
守護霊様、守護神様、大宇宙の親神様、
お願い申し上げます
守護霊様、守護神様、大宇宙の親神様、
有難とうございます
有難とうございます

さらに、以下のような文書も書き、社員の健康づくりのために西式健康法の研修を行っている「オートバックス大阪健康センター」内に貼り出していました。

甲田療法

甲田医院では来院される患者さん達に、

西式健康法で心身の健康を完成し、更に
五井昌久先生の世界平和のお祈りで、
業想念（貪瞋痴《とんじんち》の三毒）を浄化するように、
指導しております。
甲田療法は病気の根源が結局誤まった
想念であることを正しく理解し、それを
浄化するよう努力することです。

二〇〇八年五月十五日

院長　甲田光雄

このように精力的に活動をされていた甲田先生でしたが、その一方で、年齢からくる肉体的な衰《おとろ》えも現れるようになっていました。２００４年ころからは、診療の回数をへらすようになり、一日に３人くらいの患者さんを、数日おきに診るようになっていました。そして、『マンガでわかる「西式甲田療法」』を刊行した直後から、床に伏すことが多くなってきたのです。

ただし、何か病気があったというわけではありません。突然、「ワシは涅槃《ねはん》に入るから」といって、ほとんどものを食べなくなったのです。もともと少食を実行していましたが、すでに断食状態になっていました。

はたから見ていても、甲田先生が徐々に弱っていくのがわかりました。奥様も息子さんも娘さんも医師でしたが、それが甲田先生の決心なら、ということで見守っていました。

私はというと、毎日欠かさず鍼治療や手当てをしに行っていました。ある日、鍼治療を行う前に脉診《みやくしん》をしました。脉診とは、脈にふれて拍動の強さなどから体の状態を把握する方法のことです。一般的には「脈診」と表現することが多いのですが、正式には「脉診」です。甲田先生の手をとって脉診をすると、死が近づいたときの脈拍である「死脉《しみやく》」が現れました。

それから10日ほどが過ぎたころには、死相が現れました。ひたいが黒っぽくなって

きたのです。甲田先生はそのことに気づいていたようで、

「死相が出てるやろ」

といいました。私が何もいえずにいると、

「いい勉強になるから覚えておきなさい」

といいました。

そして、8月12日のことです。甲田先生から「今晩は帰らないで、隣の部屋に泊まって」といわれました。午後11時ごろに、ブザーが鳴ったので甲田先生の部屋に行きました。

「先生、どうしたの?」

「いや、なんでもない」

「オシッコ?」

「いや、大丈夫」

結局、これが最後に交わした会話になりました。隣の部屋に戻って寝ていると、午前3時ごろになって、奥様から「ミッちゃん、来て!」と起こされました。あわてて

甲田先生の部屋に行くと、先生はすでにお亡くなりになっていたのです。

あとになって聞いたところ、亡くなったのは午前0時前後ということでした。いつもは奥様が甲田先生の横で寝ていましたが、その日はたまたま別の部屋でお休みになっていたとのことでした。

「ああ、甲田先生が本当に死んじゃったんだ」と思い、お顔を拝見すると、ニッコリと笑った顔をしていました。誰かがお迎えに来てくれたのか、幸せそうな表情をしていました。

こうして、私が17歳のときに出会ってから29年間、甲田先生との濃密な日々に終止符が打たれたのでした。

第3章

西式甲田療法のすべて

西式甲田療法における健康を守る条件とは

本章では、西勝造《にしかつぞう》先生が考案した「西式健康法」をベースに、甲田《こうだ》光雄《みつお》先生が現代人にも行いやすいようにアレンジした「西式甲田療法」のマニュアルを紹介します。第1章で、西式健康法は「栄養」「四肢《しし》」「皮膚」「精神」を四大原則とすると述べました。健康とはこの4つが正常に働き、バランスがとれている状態です。

●栄養

生野菜を中心に摂取《せっしゅ》し、暖衣《だんい》飽食《ほうしょく》を退けることを旨《むね》としています。ここに生水、柿の茶葉、スイマグ、一日二食や生菜食《なまさいしょく》療法などが含まれます。

●四肢

空気や日光、水も含めて栄養と考え、食べ物を取り入れるだけでなく、その後どのように吸収し、排泄《はいせつ》するかも考えます。人の足は建物でたとえると基礎にあたります。

そこが狂う（足に故障がある）と病気、ケガ、痛みが現れます。手足に毛細血管の約7割があり、全身の循環に大きな関係があるからです。後述する六大法則の毛管《もうかん》運動も実行します。

●皮膚

皮膚には排毒作用があります。酸素とガスの交換を行い、胃腸の壁も皮膚の一部と考えて、温冷浴や裸療法を行います。

●精神

精神は他の三原則を統括する中心原則です。精神の充実によって健康も影響を受けます。西式健康法では、自律神経《じりつしんけい》（意思とは無関係に内臓や血管の働きを支配している神経）が整ったときに潜在意識が開かれます。ですから背腹運動のときに「良くなる、能《よ》くなる、善《よ》くなる」と、唱《とな》えます。40分合掌行《がっしょうぎょう》なども行います。これにより自己暗示をかけるようにすすめています。

このように、人の健康は皮膚、栄養、四肢、精神という四つの因子によって支配されているのです。そのことを踏まえて、西式健康法では、健康を守る条件として、以下の四つをあげています。

❶血液循環が完全であること
❷左右の神経が対称であること
❸脊柱《せきちゅう》（背骨）に狂いがないこと
❹体内の酸とアルカリが平衡《へいこう》に保たれていること

甲田先生は、この四つに加えて、

❺体内環境（腸）が汚染されていないこと

をあげ、この五つが西式甲田療法における健康を守る条件としています。

まずは間食をへらすことから始める

それでは、西式甲田療法の具体的なやり方を紹介していきましょう。

第1章でもふれたように、西式甲田療法で最も重要視されているのは食事です。そして、その食事の根幹をなすのが「少食」です。

しかし、いきなり少食を実行するのはむずかしく、場合によっては危険を伴うこともあります。まずは一日三食をきちんととったうえで、間食・夜食・つまみ食いを徐々にへらしていきましょう。

あせる必要はありません。じっくりと時間をかけて、少しずつ間食をへらしていけばよいのです。

自分が食べたものを記録すると、自分では気づかずに口にしていたものがわかり、役に立ちます。とくに、糖分に関しては、ケーキやまんじゅうを食べていないので自分はほとんどとっていないという人がいます。しかし、よく話を聞いてみると、コーヒーに砂糖を入れたり、糖分が多い缶ジュースを飲んだり、デザートに果糖たっぷりの果物を食べていたりする人が多いものです。

　こうして間食の量をへらしていき、間食を完全にやめられるようになったら、次は食事の量をへらしていきましょう。まず、夕食から始め、夕食の量をへらすことができたら、次は朝食の量をへらしていきます。極端にへらす必要はありません。腹八分目を目安にしてください。

　それまで一日三食をたっぷりとって間食もしていた人の場合、ここまでたどり着くのに1年くらいはかかるかもしれません。しかし、その時点で、少食に成功しているのです。気長に取り組んでください。

　食事の内容としては、肉食を控え、できるだけ生の食材をとるようにしましょう。たんぱく質の補給には、豆腐や納豆、みそなどの植物性たんぱく質を中心として、動物性たんぱく質は小魚を少々とる程度にとどめてください。

　主食は、精製した米よりも、未精白でぬか層（果皮《かひ》・種皮《しゅひ》）と胚芽《はいが》（成長すると芽になる部分）を含む玄米《げんまい》がおすすめです。玄米の味が苦手な人は、玄米モード付きの炊飯器で炊くとおいしくいただくことができます。また、最初は胚芽米や分《ぶ》づき米、

断食・少食を始めてみよう

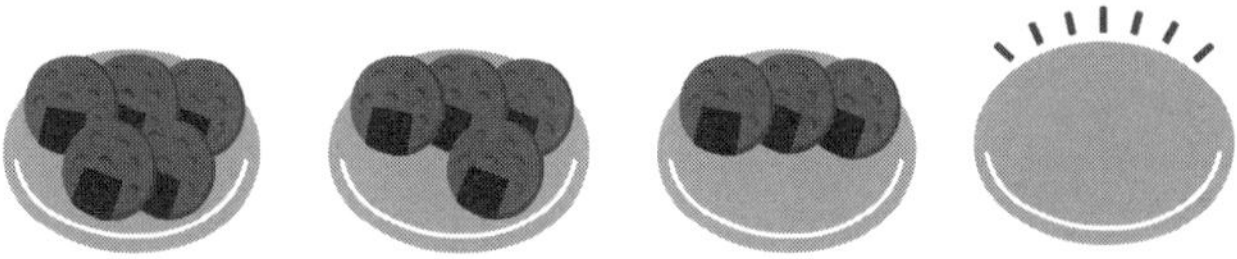

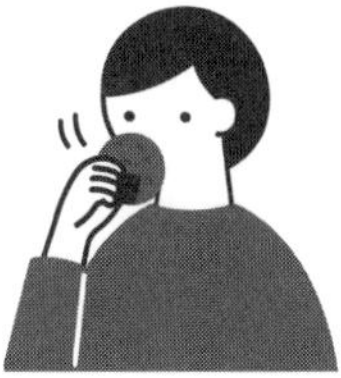

❶いきなり朝食抜きや断食を始めない。まずは1日3食をとり、間食・夜食・つまみ食いをへらす

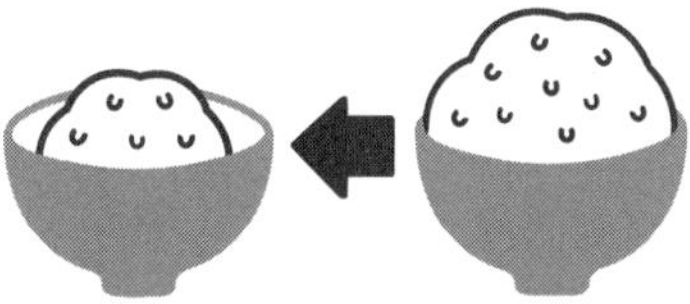

❷間食抜きに慣れたら、夕食の量をへらす。次は朝食の量もへらす、基本は腹八分目で、約1年かけてあせらずに挑戦する

❸主食は米なら玄米、パンなら全粒粉などが好ましい。いきなり玄米がむずかしければ最初は胚芽米、3分づき米、5分づき米、雑穀などから始めるのが長続きのコツ

❹そしてよく噛むことが大事。ひとくちにつき30回以上噛むと満腹感も得られる

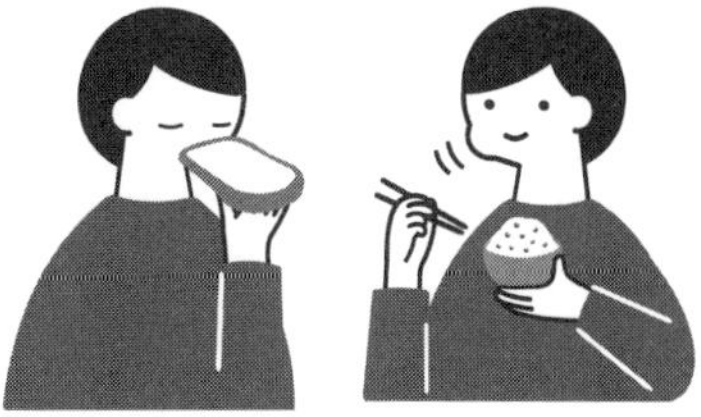

雑穀《ざっこく》から始めてもよいでしょう。パンやパスタは、全粒粉《ぜんりゅうふん》（小麦の表皮、胚芽、胚乳《はいにゅう》をすべて粉にした小麦粉）で作ったものにします。

これらの食材を、よく噛《か》んで食べるように心がけましょう。ひとくちにつき30回噛むことを目安にしてください。

朝は食べる時間ではなく出す時間

少食に成功したら、次の段階として「一日二食」、具体的には「朝食抜き」に進みます。

現代栄養学では、三食のなかでも最も重要なのは朝食とされています。とくに育ち盛りの子供は、その日の脳と体のエネルギー源になる朝食が不可欠といわれています。

しかし、もともと日本人は長い間、一日二食しかとっていなかった民族です。一日三食になったのは、なんと江戸時代の後期から。つまり、その程度の歴史しかないのです。しかも、一日三食になったのは、健康のためではなく、当時、ロウソクや行灯《あんどん》

朝食抜き

日本人も昔は1日2食だった。本来午前中は便や尿などの老廃物を出す時間

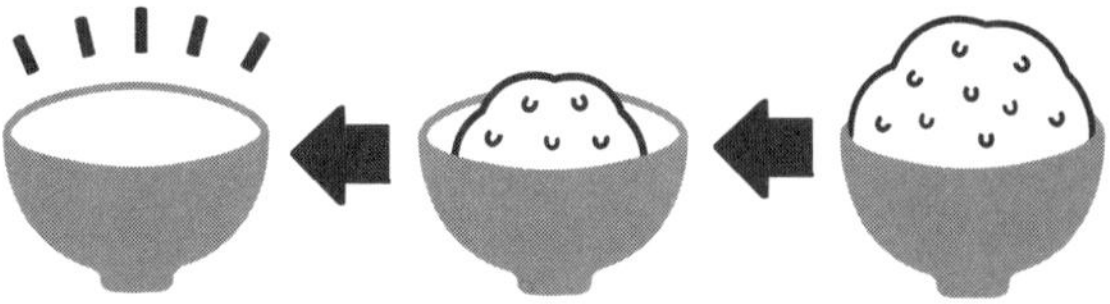

❶今まで何十年と朝食を食べてきた人がいきなり抜くのもたいへんだから、まずは段階を踏んで少しずつへらすのがよい

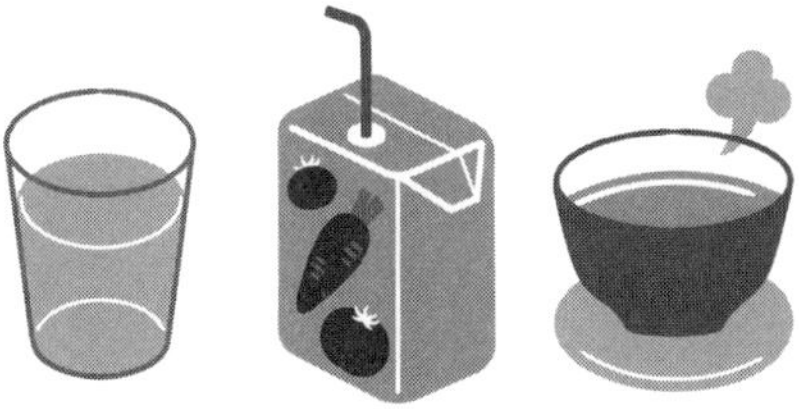

❷朝食抜きとはいっても一切口にしないわけではない。青汁、野菜ジュース、水、柿の葉茶などは飲んでもよい

＊がまんできないときにはフルーツや具のないみそ汁などをとる

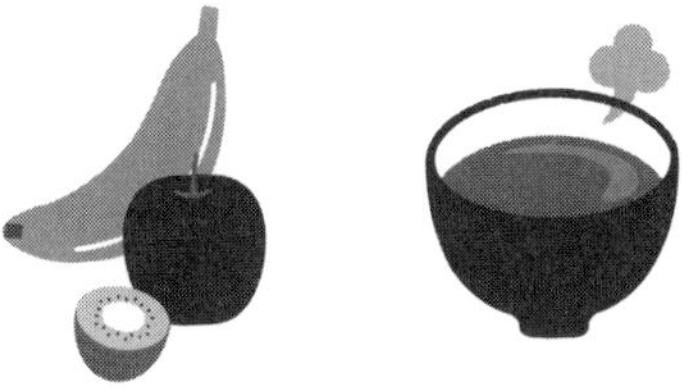

❸要は「固形物をとらず、内臓を休めて排泄を促す」こと。空腹状態を作るということは、傷ついた胃腸粘膜を修復してきれいにすることにつながる

が普及したことにより、日が落ちても灯りを使って生活することができるため、寝る時間が遅くなり、それまで朝食と夕食のみだったのが、昼にもう一食とるようになった結果といわれているのです。

また、現代栄養学の考え方が一般に浸透したのは、昭和40年代からです。そして、ちょうどそのころから、ガンや高血圧、糖尿病といった生活習慣病（当時は成人病）や、アトピー性皮膚炎が急増しているのです。

そもそも人間にとって朝は「食べる」時間ではなく、「出す」時間です。朝起きると、ゲップや目ヤニなどが出るのも、排泄《はいせつ》も含めて、老廃物《ろうはいぶつ》（体内で不要になり体外に排出《はいしゅつ》されるべき物質）を出す時間帯だからです。そのように体内リズムが設定されているのです。

朝食のことを英語で「ブレックファースト（breakfast）」といいます。この言葉は、break（破る・こわす）とfast（断食）という二つの単語で構成されています。つまり、朝食とは「断食をやめる」ということなのです。人間は夜に寝てから約8時間、ものを食べません。すなわち、断食状態です。この状態を破るのが朝食というわけです。

それでは、どのように朝食を抜けばよいのでしょうか。これも間食と同じで、いきなりゼロにするのはむずかしいので、徐々に量をへらしていけばけっこうです。

朝食抜きといっても、何も口にしてはいけないわけではありません。西式甲田療法では、青汁（くわしくは１０９ページを参照）や生水（くわしくは１１３ページを参照）、柿の葉茶（くわしくは１１５ページを参照）などは飲んでよいとしています。要は、固形物をとらずに、内臓を休めることが重要なのです。

こうして空腹状態をつくると、傷ついた胃腸の粘膜を修復することができます。加えて、空腹状態が６時間以上続くと、モチリンという消化管ホルモンが分泌《ぶんぴつ》されます。モチリンには、蠕動運動《ぜんどううんどう》（腸が内容物を肛門《こうもん》のほうへ送る運動）を活発にして、排便を促す働きがあります。

断食を行うときの注意点

朝食の量を徐々にへらしていき、最終的に朝に固形物をまったくとらなくなったら、断食に入ります。

ここで、断食に入る前の注意点についてふれておきましょう。生前から甲田先生は、断食は医師や断食指導者など専門家のもとで行うように指導していました。場合によっては危険を伴うこともあるからです。したがって、本書を読んで自宅で断食を行う場合は、次の点を必ず守ってください。

なんらかの病気を抱えている人は、必ず主治医や断食指導者の指示に従ってください。そのうえで、以下の人には、断食は禁忌《きんき》となります。

●薬を服用中の人

とくにステロイド剤（副腎皮《ふくじんひ》質《しつ》ホルモン剤）や抗ガン剤を服用している人は、副腎の働きが低下しているので、断食ではなく少食を実行してください。

●胃腸が弱い人

断食をすると胃壁《いへき》や腸壁《ちょうへき》が薄くなり、出血をしやすくなるので、胃腸の弱い人には向きません。

●消化器系のガンや脳腫瘍《のうしゅよう》の人

消化器系のガンの人は、胃腸が弱い人と同様の理由で不向きです。また、脳腫瘍の人が断食をすると、てんかんの発作《ほっさ》を起こす危険性があります。

●結核《けっかく》などで療養中の人

重篤《じゅうとく》な病気を抱えている人が断食を行ってはいけないのは当然です。とくに、結核の場合は、栄養を補給して療養することが必須《ひっす》です。

●妊娠中の人

妊娠中の人は、胎児にも栄養が必要なので、断食はできません。

●生理中の人

出血のあるときに断食をすると、貧血を起こす危険性があります。

朝食抜き＝半日断食

前項の注意点を厳守したうえで、いよいよ断食に入ります。まずは、手軽にできる半日断食から始めましょう。

半日断食のやり方は簡単です。前日の夕食から翌日の昼食まで、固形物を食べないようにするだけです。

ここで、賢明な読者のかたはお気づきになったでしょう。前々項で紹介した「朝食抜き」＝「半日断食」なのです。つまり、朝食抜きに成功した時点で、半日断食ができているというわけです。

朝食抜きの項で紹介した注意事項以外としては、前日の夕食は眠る3時間前までにすませてください。未消化の食べ物が残った状態で眠りにつくと、睡眠中も消化活動を行うため、胃腸が休む時間をとれなくなるからです。

半日断食　半日断食は朝食抜きと考えればよい

夕食のとり方について

❶前日の夕食から翌日の昼間まで固形物を食べないこと（約16～18時間）
＊可能であれば前日の夕食も午後8時ごろまでにとって、眠る3時間前にはすませたい

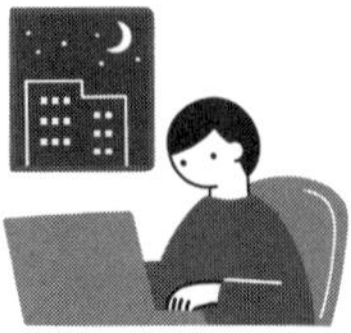

❷生活スタイルは人によって異なるため、工夫をする
・残業のある人は早めに夕食をとる
・夜間勤務の人は仕事後、眠る前には食べない
・飲み会はほどほどに

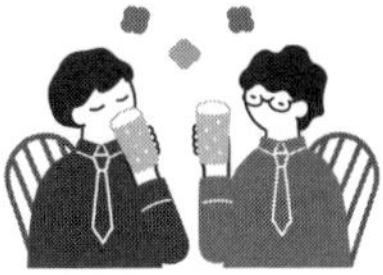

❸満腹のまま眠ると消化しきれていない食物が発酵してガスがたまる。また、睡眠中にも消化活動にエネルギーを使うため、いくら眠っても疲れがとれにくくなる

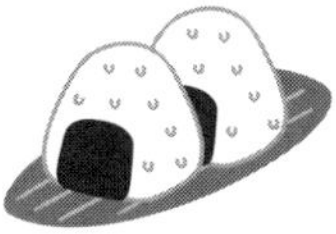

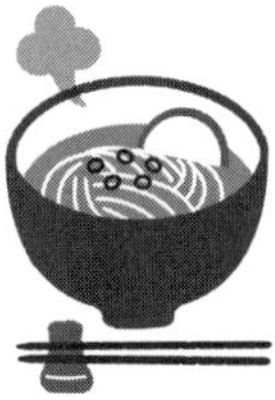

昼食について

❶朝食を抜いているため空腹感でたくさん食べたくなるが、カレーやハンバーグ、焼肉などはさけて、和食など、なるべく胃腸に負担のかからないものがベスト。卵、肉、油ものを控えて、伝統的な日本食がおすすめ

❷自営業者など、食事時間を変更できる人は午前10時ごろに昼食をとってもよい

❸半日断食による改善例
アトピー性皮膚炎、関節リウマチ、気管支ぜんそく、花粉症、便秘など

また、当日にとる昼食は、卵、肉、油ものを控えて、和食など、胃腸に負担のかからないものを選びましょう。いわゆる「まごはやさしい」食材がおすすめです。

ま＝豆・大豆製品
ご＝ゴマ
は（わ）＝ワカメ・海藻類
や＝野菜
さ＝魚
し＝シイタケ・キノコ類
い＝イモ類

このようにして断食に成功すると、以下のような効果が期待できます。

●生命力が呼び覚まされる

飢《き》餓《が》状態という日常にはないショックを体に与えることで、生命力が高まります。

●疲れた臓器を休ませられる

胃腸に限らず、すべての臓器に「休憩時間」を与えることができます。

●排泄力が高まる

止まっていた腸の動きが再稼働したときに排泄力が高まります。

●デトックス（解《げ》毒《どく》）ができる

排泄力が高まればデトックスもできます。

●血流がよくなる

臓器が疲れたことでよどんでいた血液も、臓器の復活に伴ってよく流れるようになります。

●血液が浄化される

血流がよくなれば、血液自体もきれいになります。

●代謝《たいしゃ》（体内における物質の変化や入れ替わり）がよくなる

血流の改善は代謝の促進にもつながります。

●免疫力《めんえきりょく》（体内に病原体が侵入しても発病を抑える力）が上がる

代謝がよくなれば、免疫力が上がります。

一日断食では断食後の食事にじゅうぶんな注意が必要

半日断食（朝食抜き）に慣れたら、1か月に1～2回のペースで「一日断食」に挑戦してみましょう。

一日断食は、まる一日、固形物をとらない断食です。このとき、前日にとる食事に気をつけるとともに、断食の翌日はおなかに優しい消化のよいものにするようにしましょう。

まず、前日の食事は、コッテリとした油ものなどは控え、アッサリとした和食を少なめにとりましょう。明日から食べられなくなるからといって食べすぎると、かえって空腹感が強く出てきます。また、水分は一日2リットル以上とります。このときの水分は、半日断食と同様に青汁や生水、柿の葉茶などでとります。

一日断食後あけの食事は、昼と夜におかゆと豆腐がよいです。

断食中の注意点としては、食べ物に関する情報をできる限り断つことです。空腹時に食べ物の情報に接すると、断食後に反動が出て、大食いをする可能性が高まります。これは非常に危険です。リフィーディング症候群《しょうこうぐん》を起こすリスクがあるからです。

リフィーディング症候群とは、慢性的な栄養不足状態にある人が急激に栄養を補給すると発症する代謝性の合併症《がっぺいしょう》（一つの病気に伴って起こる他の病気）です。心不全や不整脈、呼吸不全などを起こし、死亡する場合もあります。一日だけの断食なので、慢性的な栄養不足ではありませんが、万全を期すに越したことはありません。

1日断食

半日断食に慣れたら1か月に1～2回は1日断食に挑戦することもおすすめ

少量の果物

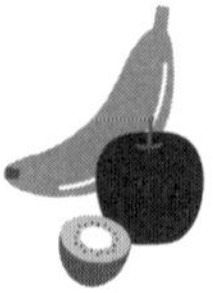

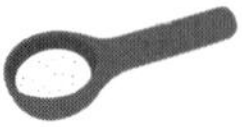

自然塩
（脱力感がやわらぐ）

断食について

❶ 1日断食とは「まる1日固形物をとらない」こと。初めてのときは週末を利用すると行いやすい
たとえば、金曜日＝減食、土曜日＝断食、日曜日＝回復食など

❷注意点としては、かえって空腹感が増すので、前日に食べすぎないこと

❸ 1日2リットル以上、水分はしっかりととること

❹半日断食と同様、どうしてもつらいときは、少量の果物、自然塩などは可

❺断食中は食べ物の情報を断つこと

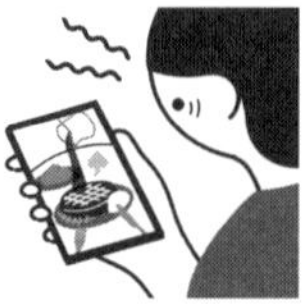

回復食について

❶ 1日断食の回復食は、翌朝はおかゆを茶碗3分の1。昼食・夕食はおかゆと豆腐と、少しずつ戻していくこと。さらにその次の日には普通食を八分目程度

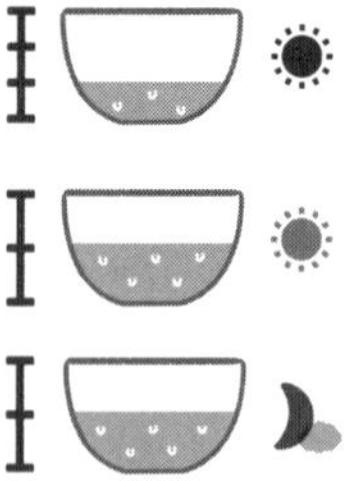

❷安易に長期断食を1人で行わないこと。3日以上の断食は必ず断食施設や専門家の指導のもとで行う

❸無理して長期断食を行うより、短い断食をこまめにするほうが効果が出ることもある。まず半日断食に慣れてから始める

このリフィーディング症候群に関連して、興味深い論文が2023年に国際医学雑誌で発表されました。

1581年、織田《おだ》信長《のぶなが》の命《めい》を受けた羽柴秀吉《はしばひでよし》（のちの豊臣秀吉《とよとみひでよし》）が鳥取城を兵糧《ひょうろう》攻めにした「鳥取の渇《かつ》え殺し」では、籠城《ろうじょう》が3か月以上続いたのちに、城主の吉川経家《きっかわつねいえ》が切腹し、落城しました。そして、落城後に飢餓状態にあった人たちが秀吉から与えられたおかゆを食べたところ、過半数がすぐに亡くなったという逸話が残っています。

この点に注目した研究グループは、「鳥取の渇え殺し」に関する史料を集め、詳細を調べました。その結果、『信長公記』には、落城後、飢餓状態だった人たちに秀吉がおかゆを与えると、「食に酔って」過半数がすぐに死んだという記述がありました。さらに、秀吉の伝記『豊鑑《とよかがみ》』には、おかゆを大量に食べた者はすぐに死に、少しずつ食べた者は死ななかったとも記されていました。

このことから、研究グループは、食べたおかゆそのものには問題はなく、食べたおかゆの量が生死を分けたと推察しました。そして、飢餓状態後に大量の炭水化物を摂取したためにリフィーディング症候群を起こして亡くなったのではないかと結論づけたのです。

さて、話を一日断食に戻しましょう。一日断食には、さまざまな方法があります。以下に、代表的な3種類の断食法を紹介します。

代表的な3種類の断食法

すまし汁断食

すまし汁断食は、朝食を抜いて昼食と夕食にすまし汁を飲む断食法です。

【すまし汁断食のやり方】

◉材料（1食分）

だしコンブ　10グラム

干しシイタケ　10グラム

すまし汁断食

◉材料（1食分）

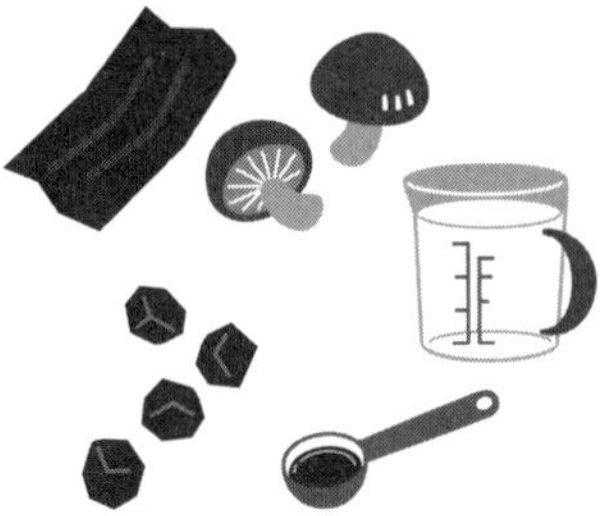

だしコンブ……10グラム
干しシイタケ……10グラム
水……3合（540ミリリットル）
しょうゆ……10〜30ミリリットル
黒砂糖かハチミツ（好みで）……30グラム

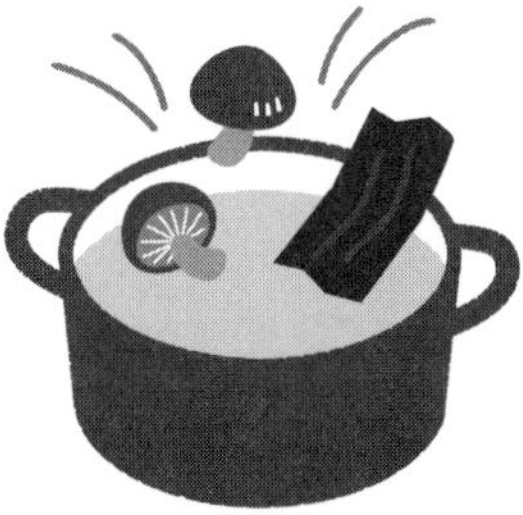

❶だしコンブと干しシイタケを水に入れて、数時間おく

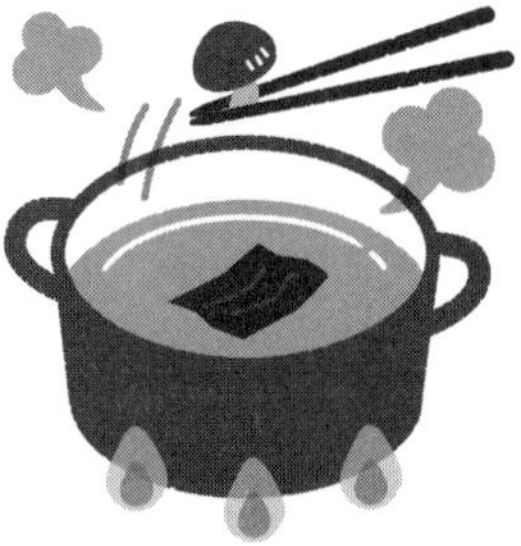

❷①を火にかけ、沸騰する直前にだしコンブと干しシイタケを取り出す

❸しょうゆと好みで黒砂糖かハチミツを加えてまぜる

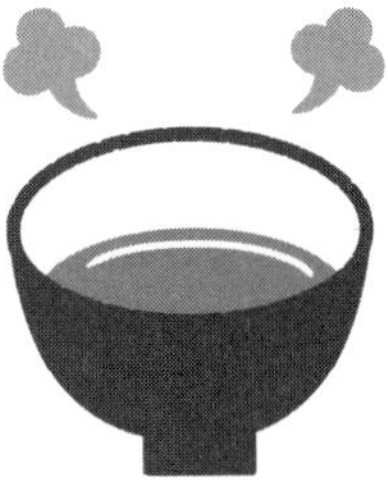

❹これを1食分として、熱いうちに昼食、夕食として飲む

水　３合（５４０ミリリットル）
しょうゆ　10〜30ミリリットル
黒砂糖かハチミツ（好みで）　30グラム

〈作り方〉

❶だしコンブと干しシイタケを水に入れて数時間おく
❷①を火にかけ、沸騰する直前にだしコンブと干しシイタケを取り出す
❸しょうゆと好みで黒砂糖かハチミツを加えてまぜる
❹これを１食分として、熱いうちに昼食と夕食として飲む

すまし汁は味がよく、宿便《しゅくべん》（腸内に長期間とどまっていた便）が出やすくなる特徴があります。ただし、塩分がやや多いので、腎機能が衰えている人は注意が必要です。

寒天断食

寒天断食は、煮詰めた寒天を飲むか、冷やし固めて食べる断食法です。

【寒天断食のやり方】

◉材料（1食分）

棒寒天　1本半（粉寒天の場合は10グラム）

水　3合（540ミリリットル）

黒砂糖かハチミツ（好みで）30グラム

自然塩（好みで）5グラム

〈作り方〉

❶棒寒天は水洗いして、細かくちぎる（粉寒天はそのまま使用する）

❷鍋に水と①の寒天を入れてしばらく浸す

❸②の鍋を火をかけて、ときどきかきまぜながら、ゆっくりと煮溶かす。寒天が完全

寒天断食

◉材料（1食分）

棒寒天……1本半（粉寒天の場合は10グラム）
水……3合（540ミリリットル）
黒砂糖かハチミツ（好みで）……30グラム
自然塩（好みで）……5グラム

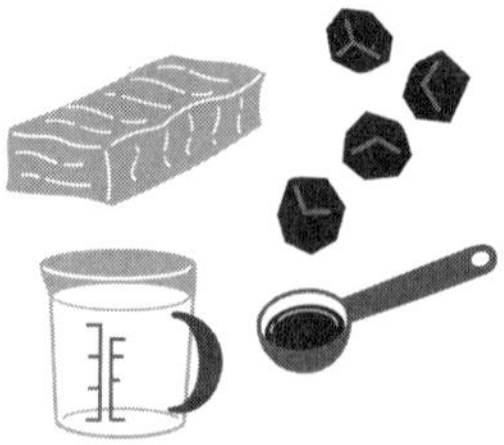

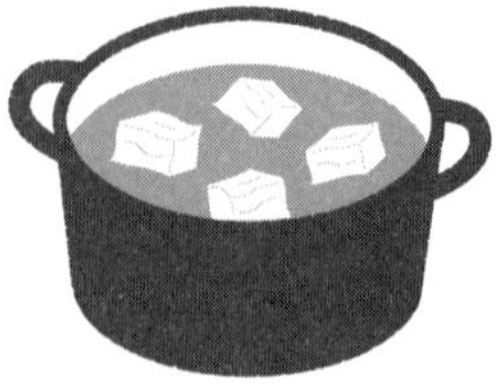

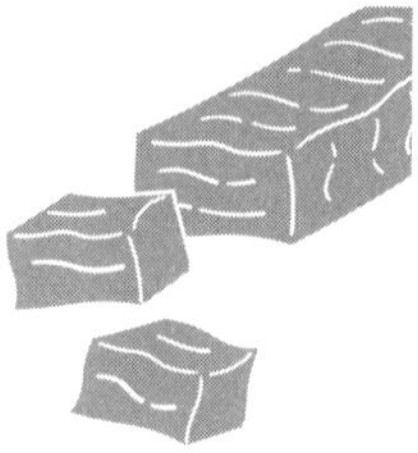

❶棒寒天は水洗いして、細かくちぎる ＊粉寒天はそのまま使用する

❷鍋に水と①の寒天を入れてしばらく浸す

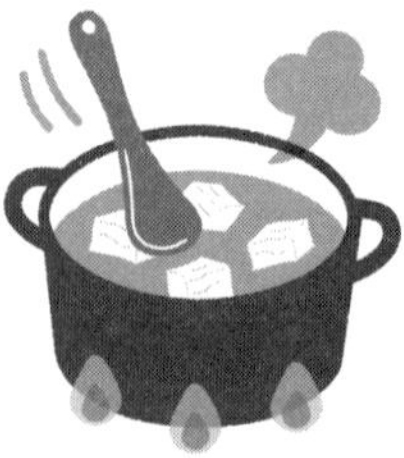

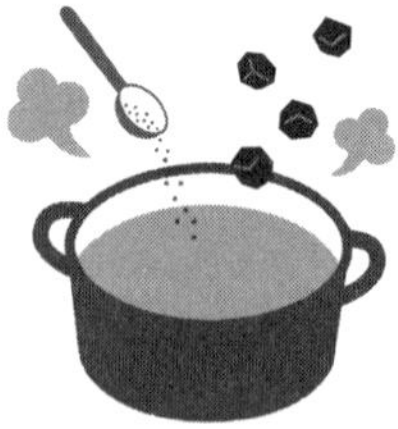

❸②の鍋を火にかけて、ときどきかきまぜながら、ゆっくり煮溶かす。寒天が完全に溶けたら、弱火にして煮詰める

❹ 2合半（450ミリリットル）くらいまで煮詰まったら、好みで黒砂糖かハチミツ、塩を加えてよくかきまぜる

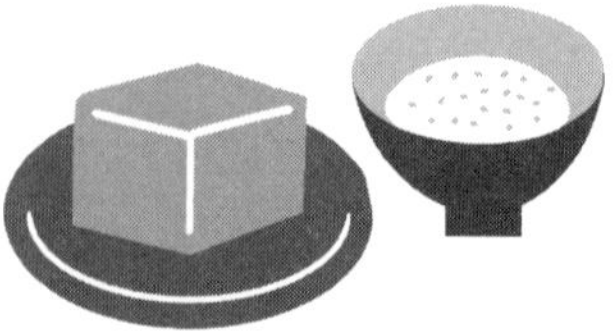

❺これを1食分として、昼食と夕食に熱いうちに飲む。もしくは冷蔵庫で冷やし固めて食べる。④で甘みを加えなかった場合は、黒砂糖かハチミツをかけて食べてもよい

に溶けたら、弱火にして煮詰める
❹2合半（450ミリリットル）くらいまで煮詰まったら、好みで黒砂糖かハチミツ、塩を加えてよくかきまぜる
❺これを1食分として、昼食と夕食に熱いうちに飲む。もしくは冷蔵庫で冷やし固めて食べる。④で甘みを加えなかった場合は、黒砂糖かハチミツをかけて食べてもよい

冷やし固めると「食べる」という行為が伴うため、空腹のつらさがやわらぎます。

リンゴクリーム食断食

リンゴクリーム食断食は、すりおろしてクリーム状にしたリンゴを食べる断食法です。

【リンゴクリーム食断食のやり方】

◉材料（1食分）

中～大サイズのリンゴ　１個半（約３００グラム）

〈作り方〉

❶リンゴの皮をむき、すりおろしてクリーム状にする。無農薬のリンゴなら皮ごとすりおろしてもよい

❷これを１食分として昼食と夕食に食べる

すりおろす直前までリンゴを冷蔵庫で冷やしておくと、果糖の甘みが増しておいしくなります。

このほかにも、西式甲田療法には、５種類以上の野菜で手作りした青汁を飲む「青汁断食」、リンゴやブドウなどの果汁をしぼって飲む「果汁断食」、液体酵素を飲む「酵素断食」、温かい重湯《おもゆ》を飲む「重湯断食」など、さまざまな断食法があります。

リンゴクリーム食断食

◉材料（1食分）

中〜大サイズのリンゴ	……1個半（約300グラム）

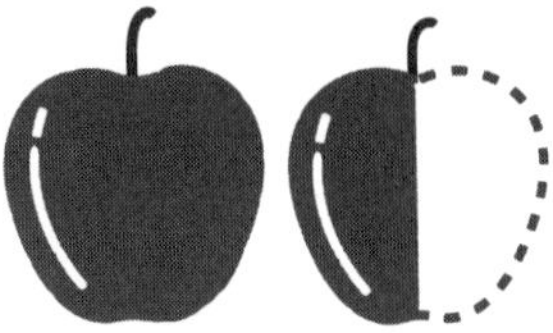

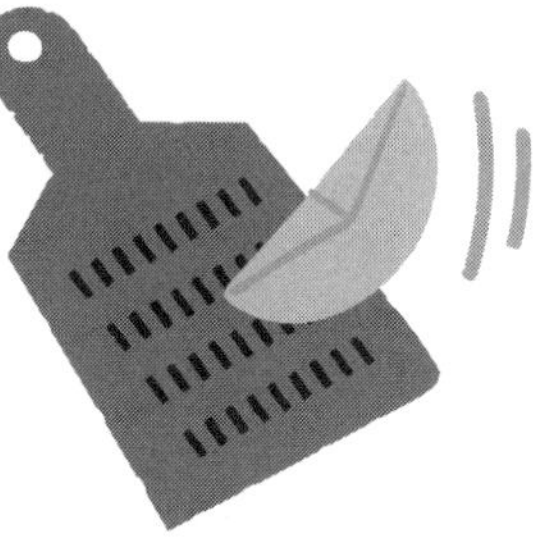

❶リンゴの皮をむき、すりおろしてクリーム状にする。
無農薬のリンゴなら皮ごとすりおろしてもよい

❷これを1食分として、昼食と夕食に食べる

＊胃腸が丈夫であれば、すりおろさずに丸かじりしてもかまわない

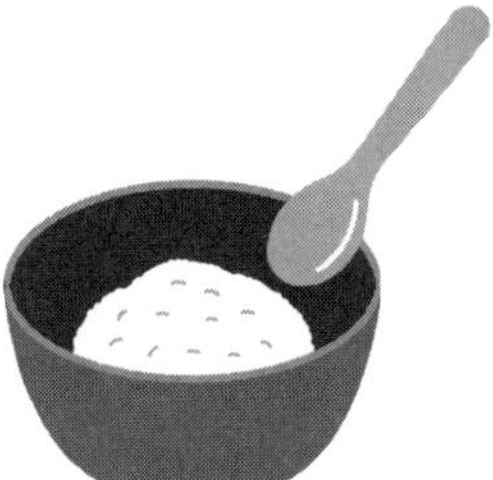

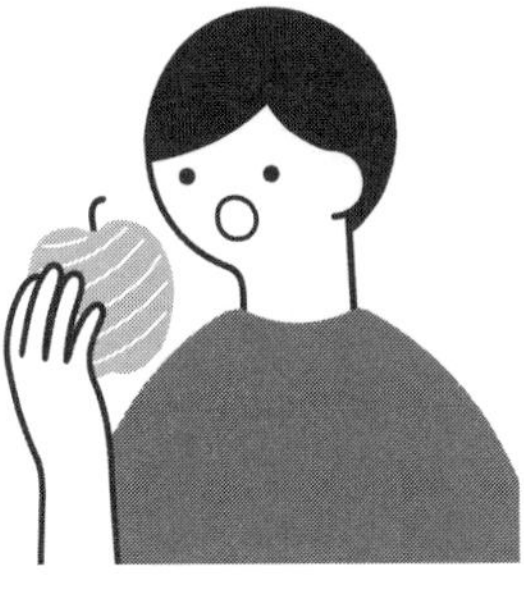

さて、一日断食に成功すると、次の段階として、3日間の断食から始まって、私が体験した24日間の断食といった長期間にわたる断食があります。しかし、本書では、長期間にわたる断食については、あえて紹介しません。

その理由は三つあります。

一つめは、前述したように、本来、断食は専門家のもとで行うべきものであり、長期にわたるほど危険性が高まるからです。

二つめは、たとえば3日間の断食であっても、断食前の漸減食《ぜんげんしょく》と断食後の回復食のために、それぞれ4日間ずつを要し、正式に行うには合計で11日間もかかるためです。

そして三つめは、無理をして長期間の断食を行うよりも、半日断食や一日断食といった短期間の断食をこまめに行うほうが安全で、しかも効果が高いからです。

生菜食

この項では、西式甲田療法の真髄である少食を実行するにあたって推奨している「生菜食」について解説しましょう。第２章でも紹介したように、私が長期間の断食後に実践した食養生です。

生菜食とは、生の野菜と生の玄米を食べる食事療法で、火を通したものは食べません。このことにより、食材の持つ生命力を存分にとり入れることを目的としています。生菜食には、胃腸が丈夫な人向けの「生菜食A」と、胃腸が弱い人向けの「生菜食B」があります。具体的なやり方は以下のとおりです。

●生菜食Aのやり方

朝食　なし
昼食　青泥《あおどろ》　２５０グラム
　　　ニンジンおろし　１２０グラム
　　　ダイコンおろし　１００グラム

ヤマイモおろし　30グラム

玄米粉《げんまいこ》　70～80グラム

豆腐　200グラム

夕食　昼食と同じ

【青泥の作り方】

◉材料（1食分）

キャベツ、ハクサイ、コマツナ、ホウレンソウ、チンゲンサイ、パセリ、ダイコンの葉、ニンジンの葉、シソなどの季節の葉野菜。ニンジン、ダイコンなど根菜を加えてもよい。

原則として、ピーマン、キュウリ、ゴーヤなどの実野菜と、ブロッコリーなどの花野菜は使わない。

リンゴ　1／8個、レモン汁　少々、塩　ひとつまみ

〈作り方〉

❶5種類以上の材料をミキサーにかけてドロドロにする

❷根菜は洗って、おろし金ですりおろす

❸リンゴ、レモン汁、塩を加え、朝食にそのまま食べる

このほかに、ビール酵母《こうぼ》食品（エビオス錠＝指定医薬部外品）と、藻《も》のサプリメント（スピルリナ）を、それぞれ10粒ずつ、一日に2度とります。

水分は柿の葉茶一日1・5リットルで補給します。ただし、食前30分と食後2時間はとらないようにしてください。

便秘になった場合はスイマグ（くわしくは116ページを参照）を飲みます。

●生菜食Bのやり方

朝食　なし

昼食　青汁　コップ1杯

　　　ニンジン汁　コップ1杯

青泥

〈青泥の作り方〉

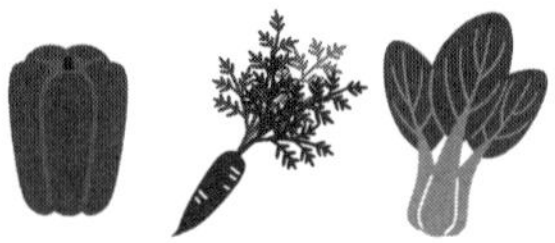

◉材料（1食分）

5種類以上の野菜を合計250グラム

＊キャベツ、ハクサイ、コマツナ、ホウレンソウ、チンゲンサイ、パセリ、シソなど季節の葉野菜を中心に、ニンジン、ダイコンなど根菜を加えてもよい

なお、ピーマン、キュウリ、ゴーヤなどの実野菜、ブロッコリーなどの花野菜は使用しない

リンゴ……⅛個　レモン汁……少々　自然塩……ひとつまみ

---

❶葉野菜は洗ってざく切りにし、リンゴとともにミキサーにかける

❷根菜は洗って、おろし金ですりおろす

❸①と②それぞれにレモン汁と塩を加え、

朝食にそのまま食べる

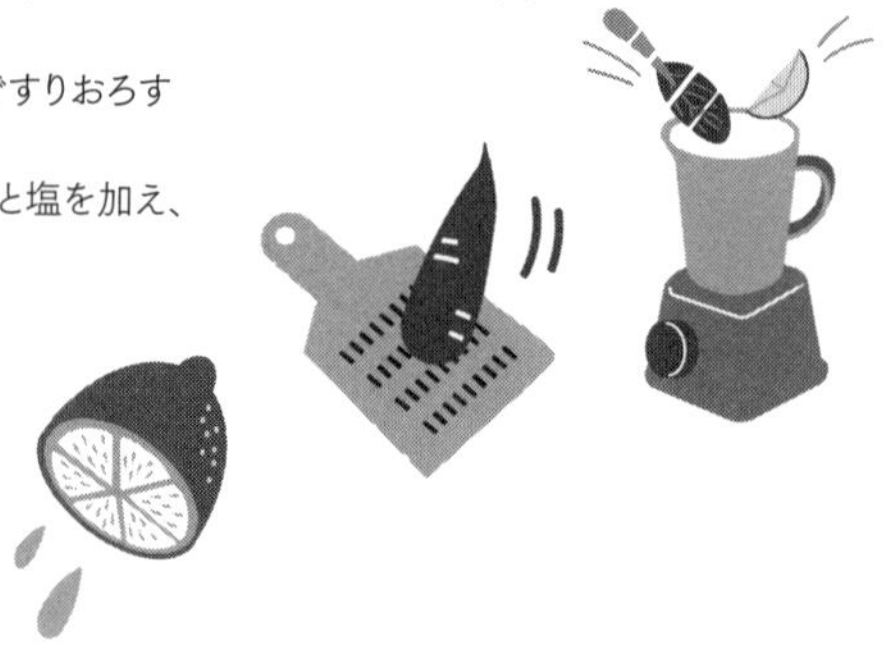

ハチミツ　30グラム

夕食　青汁　コップ1杯

ニンジン汁　コップ1杯

玄米粉　120グラム

豆腐　300グラム

【青汁の作り方】

❶青泥をカーゼにくるんでしぼる

このほかに、ビール酵母食品と、藻のサプリメントを、それぞれ10粒ずつ、一日に2度とります。

水分は柿の葉茶一日1・5リットルで補給します。ただし、食前30分と食後2時間はとらないようにしてください。

便秘になった場合はスイマグを飲みます。

玄米クリーム食

生菜食でとる玄米粉は、生の玄米をすりつぶしたものです。市販のものが入手できない場合は、生の玄米をミルで粉砕します。ミキサーでは粉にならないので注意してください。

胃《い》潰瘍《かいよう》、十二指腸《じゅうにしちょう》潰瘍《かいよう》など胃腸に疾患《しっかん》を抱えている人、下痢《げり》をしている人、カゼなどで食欲が湧かない人には、玄米クリーム食がおすすめです。

●玄米クリーム食のやり方

朝食　青汁　コップ1杯
昼食　玄米クリーム　1食分
豆腐　200グラム
夕食　昼食と同じ

玄米クリーム食

胃腸が弱い人には玄米クリーム食がおすすめ

◉材料（1食分）

玄米粉……70〜80グラム
水……360ミリリットル

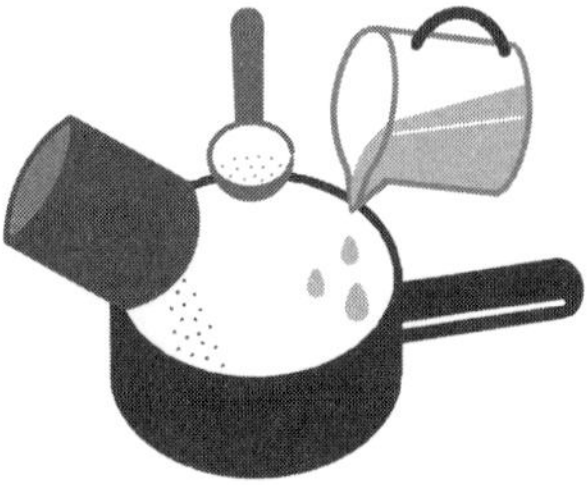

❶厚手の鍋に材料を入れて1時間以上おく

❷木べらでまぜながら強火で加熱する。大きくまぜるとダマができない

❸グツグツしてきたら火を弱め、焦げないようにまぜ続ける

❹のり状になって光沢が出て、柔らかくなったら火を止める

❺火を止め、ふたをして30分以上蒸らし、再び弱火で5分間かきまぜる

【玄米クリームの作り方】

◉材料（1食分）

玄米粉　70～80グラム

水　360ミリリットル

〈作り方〉

❶厚手の鍋に材料を入れて1時間以上おく

❷木べらでまぜながら強火で加熱する。ダマにならないようにまぜ続ける

❸グツグツしてきたら火を弱め、焦げないようにまぜ続ける

❹のり状になって光沢が出て、柔らかくなったら火を止める

❺ふたをして30分以上蒸《む》らし、再び弱火で5分間かきまぜる。とろみとツヤが出たら完成

このほかに、塩分10グラムの補給のために、自然塩、しょうゆ、梅干しなどを適度にとります。加えて、ビール酵母食品と、藻のサプリメントを、それぞれ10粒ずつ、

一日に2度とります。

水分は柿の葉茶一日1・5リットルで補給します。ただし、食前30分と食後2時間はとらないようにしてください。

便秘になった場合はスイマグを飲みます。ただし、潰瘍性大腸炎《かいようせいだいちょうえん》やクローン病などで出血のある人は、スイマグはとれません。

水分補給に使う飲み物と補助的に使う緩下剤

次に、ここまでに何度か登場している、少食や断食のときに水分補給のためにとる飲み物や、補助的にとる緩下《かんげ》剤《ざい》（ゆるやかに便通をつける下剤）について説明しましょう。

●生水

西式甲田療法では、一日に2リットルの水を飲むことになっています。一度に大量の水を飲むと、すぐに尿となって出てしまうので、30分に1回くらいのペースで30ミリリットルをちびちびと飲むようにしましょう。

水分が不足すると、尿素とアンモニアからできる「グアニジン」という物質が体内にふえるので要注意です。グアニジンがふえると、体が冷えたり、顔色がどす黒くなったりします。

補給する水は、塩素を含む水道水ではなく、生水である清水が理想的です。とはいえ、清水を日常的に飲むのは現実的にはむずかしいでしょう。その場合は、水道水を浄水器で濾過《ろか》して飲むようにしてください。よく、水道水を沸かして冷ました「湯冷まし」が体によいといわれますが、湯冷ましは酸素が少なく、ミネラルも不足しています。また、市販のミネラルウォーターを利用する場合は、加熱処理しているものではなく、「非加熱」と表示されているものを選びましょう。

前述したように、生水以外にも青汁や柿の葉茶を飲めば、一日2リットルの水分補給はさほどむずかしくありません。

●柿の葉茶

西式甲田療法では、ビタミンＣの摂取を重要視しています。ビタミンＣには、細胞組織や毛細血管を健全にしたり、細菌感染に対する抵抗力を高めたり、新陳代謝《しんちんたいしゃ》（体内における新旧の物質の入れ替わり）を促したり、ホルモンの分泌を促したりする働きがあるからです。

よくビタミン剤やサプリメントを利用してビタミンＣをとろうとする人がいますが、これはおすすめできません。人工的に精製されたビタミンＣは不安定な性質を持ち、摂取しても数時間後には尿とともに排出されてしまうのです。

そこでおすすめしたいのが柿の葉茶です。柿の葉茶１００グラム中にはビタミンＣが６００〜８００ミリグラムも含まれているのです。これは、レモンの数十倍、ミカンや緑茶の30〜40倍にあたる数値です。

それだけビタミンＣが入っていれば、さぞかし酸《す》っぱいと思うかもしれませんが、そんなことはありません。クセがなく、実に飲みやすい味をしています。

そのほかにも、ポリフェノールやミネラルも豊富で、しかもカフェインは含まれていません。したがって、妊婦や子供でも、また寝る前でも安心して飲むことができます。

最近では、市販の柿の葉茶が広く出回るようになりました。自然食品店やインターネットでも手軽に入手することができます。

ガラスや陶器など金属以外の急須に1リットルのお湯（70℃）に4グラムの柿の茶葉を入れて、数分おいて色が出たら飲みましょう。

ただし、ビタミンCの効力を落とさないように、ほかのお茶を飲むときは1時間ほど間をあけること、胃液を薄めないように食事中は飲まないこと、後述するスイマグとはいっしょに飲まないことに注意してください。

●スイマグ

スイマグとは、水酸化マグネシウムの略で、ゆるやかに便通をつけることのできる医薬品です。一般的な便秘薬と比べて保水性にすぐれ、腸内で水分を蓄えて便を出すため、腹痛や腸への負担がありません。

また、腸内の一酸化炭素の毒を消したり、腸壁の傷を治したり、マグネシウムの補給をしたりする働きもあります。

飲み方は簡単です。コップにスイマグを20ミリリットル入れて、八分目くらいまで水を加え、よくまぜて飲むだけです。

少食は愛と慈悲の行為

以上が西式甲田療法における食養生のやり方です。

ここで、とくに知っておいてほしいのは、西式甲田療法の食養生は単に健康法であるだけでなく、その人の生きる姿勢を変えることでもあり、ひいては世界を救う唯一の方法でもあるということです。

生前、甲田先生は、ことあるごとに「少食は愛と慈悲の行為である」とおっしゃっていました。

つまり、食べ物を控えることは、自分だけがむさぼるのをやめて、他者へも分け与える行為になります。そして、食べる量をへらせば、それだけ動物や植物の命を奪わずにすむのです。

この考えは、日本中、いや世界中にも大きな影響を与えることは間違いありません。日本人の一人ひとりが少食を実行すれば、病人は激減します。そうすれば、この国の異常なほどの医療費の負担を劇的にへらすことが可能になります。

そして、世界規模で進行する食糧不足の解決にもつながります。現在、世界では、一日に4万〜5万人、年間で1500万人以上の人が飢餓によって亡くなっているといわれています。しかも、その約7割は子供です。少食が世界中に広がれば、その子供たちを救うことができるのです。

こうした考えを肝に命じる意味で、ぜひ実行していただきたいのが、食事の前に行う「五《ご》観《かん》の偈《げ》」を唱えることです。

五観の偈は、道元禅師《どうげんぜんじ》が『赴粥飯法《ふしゅくはんぽう》』という本に記している、禅宗《ぜんしゅう》の僧侶が食前に唱える偈文《げもん》（仏の功徳《くどく》をほめたたえる詩句）です。私は甲田医院に長期入院していたときに甲田先生から教わり、よく朝礼のときに患者さんたちといっしょに唱えていました。現在も、私が主宰する断食道場で食事をするときに必ず全員で唱えています。
食事前に五観の偈を唱えると、厳《おごそ》かな気持ちで食に向き合うことができます。以下に読み方と意味を記すので、意味を理解したうえで、ぜひ唱えてみてください。

〈五観の偈〉

一　計巧多少　量彼来処
巧《こう》の多少《たしよう》を計《はか》り彼《か》の来処《らいしよ》を量《はか》る

この食事をどうしてできたのかを考え、食事が調うまでの多くの人々の働きに感謝をいたします

二　忖己徳行全缺應供
己《おのれ》が徳行《とくぎよう》の全欠《ぜんけつ》を忖《はか》って供《く》に応《おう》ず

自分の行いが、この食をいただくに価《あたい》するものであるかどうか反省します

三　防心離過　貪等為宗

心《しん》を防《ふせ》ぎ過《とが》を離《はな》るることは貪等《どんとう》を宗《しゅう》とす

心を正しく保ち、誤った行いをさけるために、貪など三つの過ちを持たないことを誓います

四　正事良薬　為療形枯

正《まさ》に良薬《りょうやく》を事《こと》とするは形枯《ぎょうこ》を療《りょう》ぜんが為《ため》なり

食とは良薬なのであり、身体を養い、正しい健康を得るためにいただくのです

五　為成道故　今受此食

成道《じょうどう》の為《ため》の故《ゆえ》に今《いま》この食《じき》を受《う》く

いまこの食事をいただくのは、己の道を成し遂げるためです

西式甲田療法の六大法則とは

本章の後半では、西式甲田療法における運動療法について解説します。

西式甲田療法では、西式健康法で提唱する六大法則を継承するとともに、これに二つの運動療法を加えています。

西式健康法における六大法則は以下のとおりです。

❶平床寝台《へいしょうしんだい》
❷硬枕《こうちん》利用
❸金魚運動
❹毛管運動
❺合掌合蹠運動

❻背腹運動

それぞれについて詳しく説明しましょう。

平床寝台

平床寝台とは、硬い板の上で寝ることを意味します。

西式健康法の四大原則の項で述べたように、西式健康法では、脊柱に狂いのないことを健康になる条件の一つとしてあげています。ところが、圧倒的に運動不足で、しかもスマホやパソコンばかり操作して常に前かがみの姿勢でいる現代人には、ネコ背だったり背骨がゆがんでいたりする人が急増しています。

また、人間の脊柱を横から見ると、ゆるいS字状のカーブを描いているのがわかります。このカーブは、人間が二足歩行になったときに、重力や頭の重さを逃すために生まれたものといわれています。しかし、あおむけになって寝るときは、このカーブが不要になるため、脊柱が一直線になるのが自然です。ところが、柔らかいふとんの上で寝ると、体の重みでふとんが変形し、脊柱にゆがみやズレが生じてしまうのです。

こうした脊柱のゆがみを矯正《きょうせい》するのが、平床寝台です。硬くて、重力に対して最も安定した平面にあおむけになって寝ることで、ゆがんだ脊柱が体の重みによってまっすぐになるのです。

甲田先生は、平床寝台を実行することによって、84歳で亡くなるまで20代のころの身長を保っていました。

さらに、平床寝台は、その硬さによって皮膚と肝臓に刺激を与えます。これにより、皮膚の表層にある静脈が刺激され、心臓に戻る血液の流れがよくなります。すると、腎臓の機能も高まり、老廃物の排出も促されます。

具体的なやり方としては、厚さ1センチ程度の硬い板の上で寝るのが理想です。あるいは、フローリングの上で寝てもかまいません。ただし、フローリングの上に直接寝ると、体温を奪われるので、新聞紙を敷いた上に毛布を広げて寝るとよいでしょう。とはいえ、いままで柔らかいふとんの上で寝ていた人が、いきなり硬い板の上で寝るのはむずかしいでしょう。まずは、これまで使っていた敷きぶとんを徐々に薄いものに替えていき、最終的に板の上で寝られるようにしてください。

掛けぶとんはどのようなものでもかまいませんが、発汗しないように薄手のものを使いましょう。

最初のうちは、硬い板の上で寝ることに慣れないかもしれません。しかし、体が慣れてくると、朝目覚めたときの爽快感がまったく違っていることに気づくはずです。

なお、板の上はダニが繁殖《はんしょく》しにくいという利点もあります。そのため、アトピー性皮膚炎やぜんそくなど、アレルギー性の疾患のあるお子さんにも平床寝台はおすすめです。

硬枕利用

硬枕とは、文字どおり硬い枕のことです。人生の3分の1を占める睡眠時間を使って、平床寝台とセットで健康になろうというわけです。

頸椎《けいつい》（背骨の首の部分）は重い頭を支えているため、常に不安定な状態にあります。ちなみに、頭の重さは体重の約10％といわれています。体重が50キロの人の場合、頭の重さは約5キロにもなるのです。

こうした負荷《ふか》が常にかかると、どうしても頸椎にズレが生じやすくなります。すると、頸椎に集中している重要な神経が圧迫を受けて、首、肩、背中、腕の痛み・しびれ・脱力、頭痛、めまい、知覚障害など、さまざまな不快症状が現れます。

ズレの生じた頸椎を本来の形に戻すのが、硬枕です。半円形をした木製の枕を首に当てて寝ることで、ゆがんだ頸椎を矯正するのです。前述したように、人間の背骨を横から見るとゆるいS字状のカーブを描いています。頸椎は前方に、胸椎《きょうつい》（背骨の胸の部分）は後方に、そして腰椎《ようつい》（背骨の腰の部分）は再び前方に湾曲しています。この前方に湾曲した頸椎の部分に枕の円形部分をはめ込むように当てるわけです。

硬枕は、平床寝台以上に慣れるまで時間がかかります。とくに、頸椎にゆがみのある人が使うと、手足にしびれの出ることもあります。まずは、硬枕の上にタオルを敷き、一日10分を目安に使うことから始めましょう。そこから徐々に使う時間を延ばしていき、最終的に一晩中あおむけの姿勢で寝られるようにしてください。

寝相が悪くて、なかなかあおむけの状態をキープできない人は、後述する金魚運動（くわしくは１２７ページを参照）や毛管運動（くわしくは１３４ページを参照）などを

平床寝台

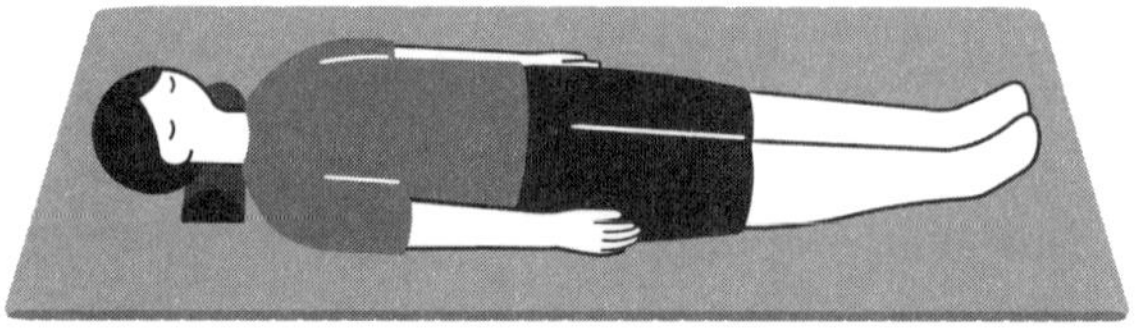

柔らかいスプリングのマットや、厚くてフワフワした敷きぶとんの代わりに、硬くて平らな板を使用して寝る方法。厚さ約1センチ程度の板が望ましく、あおむけに寝る。掛けぶとんは寒くない程度とし、発汗しないように薄いものとする

新たに始める場合は、いままで敷きぶとんを2枚敷いていた人は1枚に、1枚の人は薄手→毛布を二つ折りにして使用するなど、徐々に薄く、硬くなるようにし、最終的には平床に直接寝られるようにする。畳が体の熱を奪うため、畳の上に直接寝ることはさける。その場合は新聞紙2枚程度を敷き、その上に毛布やシーツを敷く

硬枕利用

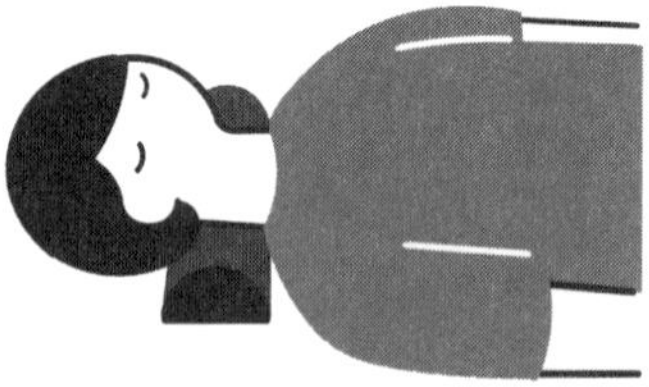

半月形の硬い木製の枕を利用する。半円形のカマボコ型で、高さは実際に首に当てて決める。首の真ん中あたりを中心に丸みのあるほうを当て、あおむけに寝る。初めは使うと痛いのが普通。痛い場合はタオルなどを当て慣れてきたらはずすようにする。また最初から一晩中使う必要もなく、10分でも20分でも使用しながら慣れていく

寝る前に行うと、全身のゆがみが取れて、やがてあおむけで寝続けることができるようになります。

硬枕は、西式健康法を行っている施設や西式健康法のグッズを扱っている店で購入することができます。さまざまなサイズのものがあり、自分の薬指の長さと同じ高さのものが理想とされています。しかし、これは西式健康法が確立された1927年当時の基準です。現在の日本人の体格はだいぶ変わってきているので、サイズを選ぶときは、実際に首に当てて決めたほうがよいでしょう。

金魚運動

六大法則の残り四つは、すべて体操になります。まずは金魚運動から説明しましょう。

金魚運動は、脊柱のゆがみを矯正するとともに、腸を正しい形に整える運動です。全身を左右に揺らす姿が、金魚が泳ぐときの動きに似ていることから金魚運動と名づけられました。

金魚運動では、上半身を左右に揺らすことで、脊柱のゆがみを矯正します。これにより、脊髄神経《せきずいしんけい》に対する圧迫や末梢神経《まっしょうしんけい》のマヒが取れて、自律神経のバランスも整います。

また、この動きは腸も揺らすことになるので、食べすぎて便秘になり、うねうねと曲がったり、ゴムのように曲がったりした腸を正しい形に戻します。このため、便秘に効果的なだけでなく、宿便の排泄も促し、腸捻転《ちょうねんてん》や腸閉塞《ちょうへいそく》も予防することができます。

【金魚運動のやり方】

❶フローリングのような硬く平らな床の上にあおむけに寝て、全身の力を抜く

❷両足をそろえ、足首が直角以上になるように足先を反《そ》らせて、アキレス腱を伸ばす

❸両手を首の後ろで組み、両ひじを左右に開く。ふくらはぎ、腰、肩甲骨《けんこうこつ》（背中の上部で左右にある逆三角形の大きな骨）の3点が地面に接するイメージで、背中の筋肉に力を入れて全身を一直線に伸ばす

金魚運動

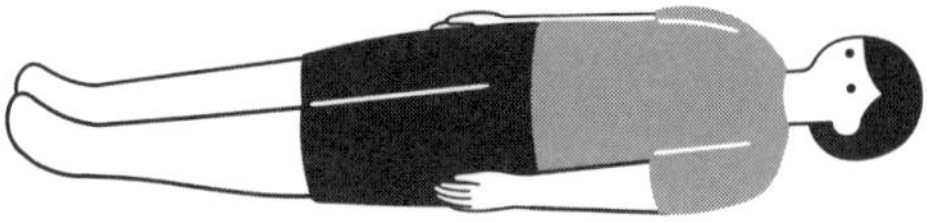

❶フローリングのような平らな床の上であおむけに寝て、全身の力を抜く

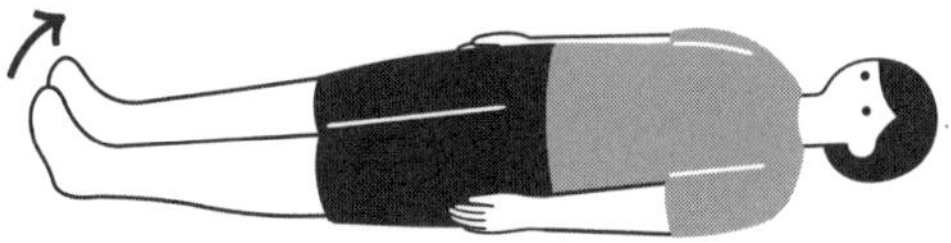

❷両足をそろえ、足首が直角以上になるように足先を反らせて、アキレス腱を伸ばす

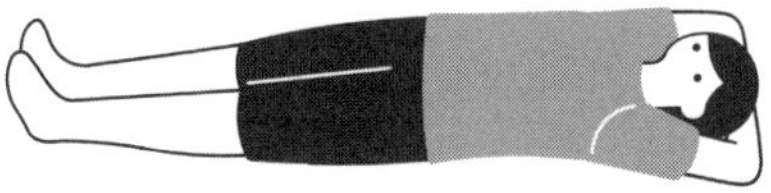

❸両手を首の後ろで組み、両ひじを左右に開く。ふくらはぎ、腰、肩甲骨の3点が地面に接するイメージで、背中の筋肉に力を入れて体を一直線に伸ばす

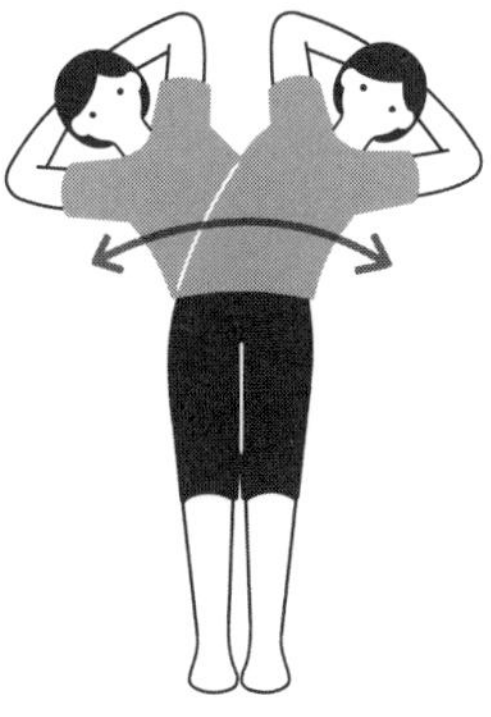

❹肩と胸を左右に動かし、上半身を大きく揺する。下半身はその振動で自然に揺れることを意識する。腰は浮かないように注意する

❺①～④を2分間行うことを1セットとし、1日3セットを行うことを目安にする

❹肩と胸を左右に動かすように、上半身を大きく揺する。下半身は上半身の振動で自然に揺れることを意識する。腰はできるだけ浮かさない
❺①〜④を2分間行うことを1セットとし、一日に3セット行う

金魚運動には、「ひざ抱え金魚運動」と「ひざ立て金魚運動」という変形バージョンがあります。

ひざ抱え金魚運動は、通常の金魚運動の簡易版で、長時間、立ち仕事をしていて足腰が硬直したときや、座りっぱなしのあとに腰を伸ばすときに最適です。

ひざ立て金魚運動は、腰まわりの緊張をゆるめて、腹筋を鍛《きた》えることができるため、腰痛や便秘に悩む人におすすめです。また、ウエストのシェイプアップにも有効です。

【ひざ抱え金魚運動のやり方】

ひざ抱え金魚運動

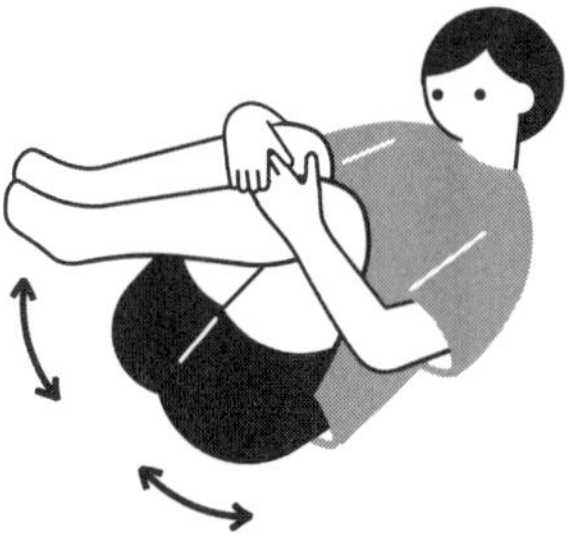

❶あおむけに寝て、両ひざを抱える。頭は軽く上げておく

＊つらければ頭は上げなくてもよい

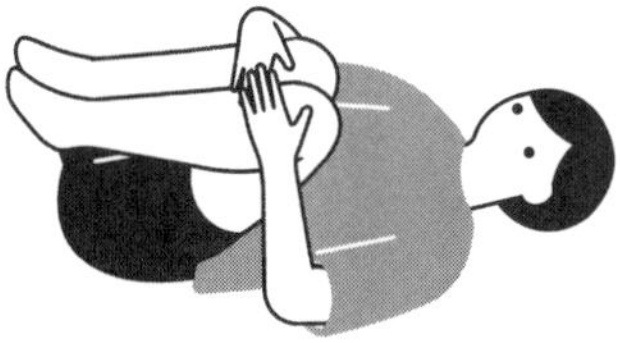

❷ひざを支点にして、お尻と足を左右に揺らす。このとき、ひざまで左右に揺れないように注意する

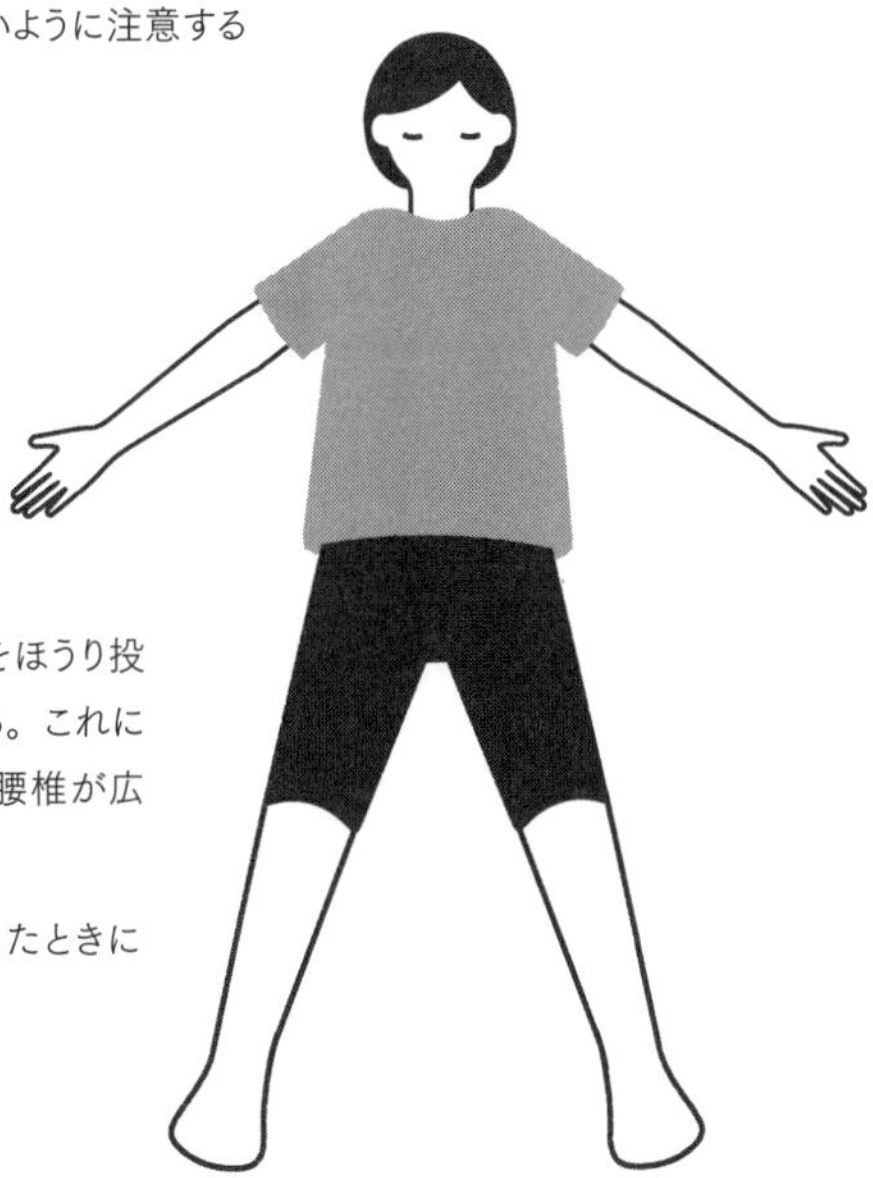

❸抱えていた足をほうり投げて大の字になる。これにより縮まっていた腰椎が広がる

❹腰がつらくなったときに短時間行う

❶あおむけに寝て、両ひざを抱える。頭は軽く上げておく（つらければ上げなくてもよい）

❷ひざを支点にして、お尻と足を左右に揺らす。このとき、ひざまで左右に揺れないように注意する

❸抱えていた足をほうり投げて大の字になる。これによって縮まっていた腰椎が広がる

❹同じ姿勢を続けていて腰がつらくなったときに短時間行う

【ひざ立て金魚運動のやり方】

❶あおむけに寝て、両ひざを立てる。無理のない程度に、かかとをお尻のほうに寄せる

❷両手を首の後ろで組み、両ひざを左右に倒す。このとき、かかとは浮いてもよいが、足の側面や背中が床から離れないようにする

❸左右どちらかの腰が痛い場合は、痛みのある側へ2回、痛みのない側へ1回倒す。

ひざ立て金魚運動

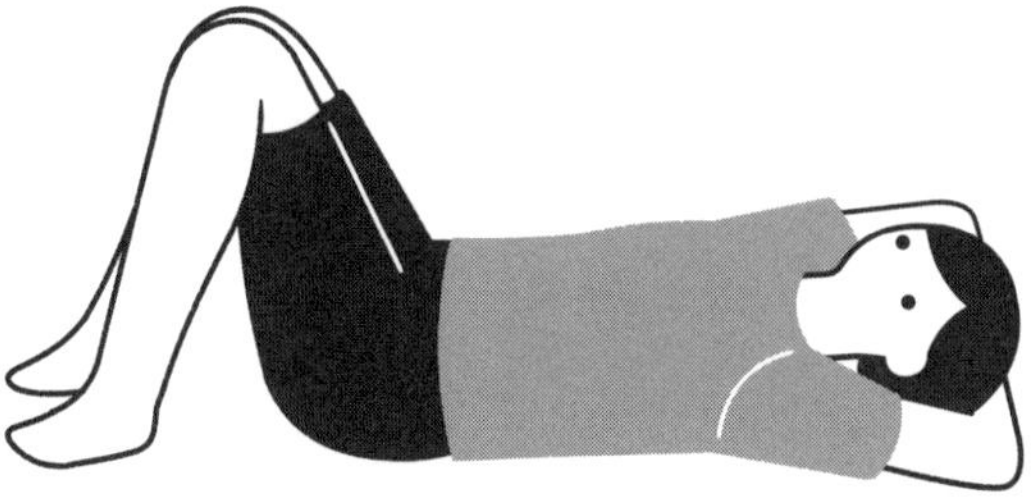

❶あおむけに寝て、両ひざを立てる。無理のない程度に、かかとをお尻のほうに寄せる

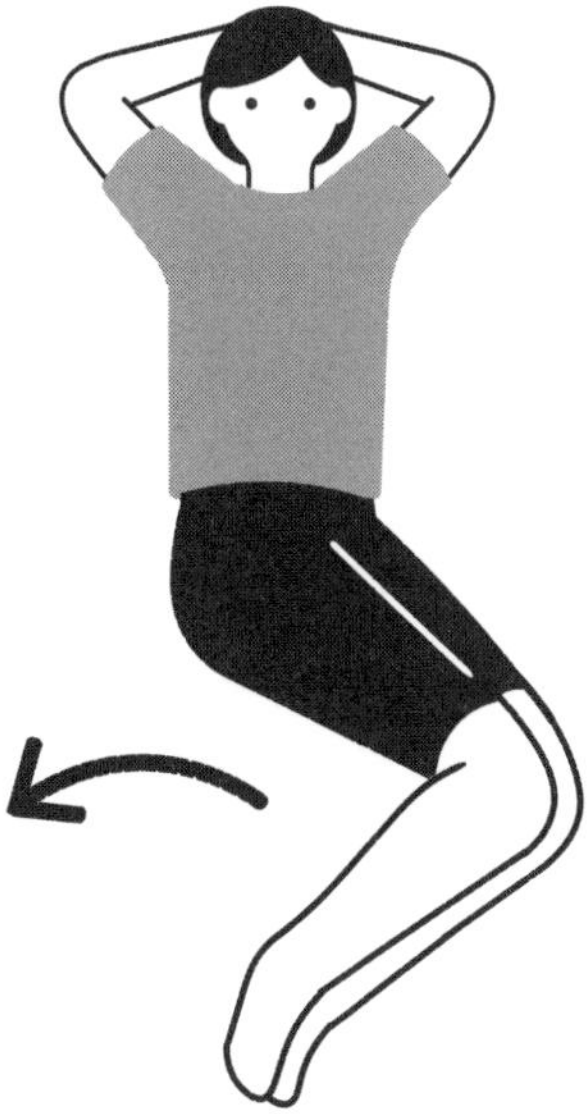

❷両手を首の後ろで組み、両ひざを左右に倒す。このとき、かかとは浮いてもよいが、足の側面や背中が床から離れないように注意する

❸左右どちらかの腰が痛い場合には、痛みのある側へ2回、痛みのない側へ1回倒す。往復で1セットと数えて、腰まわりの筋肉がほぐれるまで1日100〜300セット行う

往復で１セットとし、腰まわりの筋肉がほぐれるまで一日１００～３００セット行う

いずれの金魚運動も、食後すぐにはさけ、水をコップ１杯（２００ミリリットル）以上飲んだときは30分以上、さらに胃潰瘍や十二指腸潰瘍のある人は１時間以上たってから行いましょう。

毛管運動

毛管運動は、西式健康法の四大原則の一つである「四肢」でふれた、血液循環とグローミューの再生を目的とした運動です。

私たちの血液は心臓から出て、全身をめぐり、再び心臓に戻ってきます。しかし、手足などの末端では血流が停滞しがちです。すると、手足が冷えたり、手足がつったり、血圧が不安定になったりします。

そこで、手足を震わせることで、毛細血管の血流を促します。毛細血管の約7割は手足に集まっており、その血流をよくすることで、全身の血流を促して、血管のバイ

パスを再生させるのです。全身にじゅうぶんな血液が行き渡れば、すべての内臓の働きが活性化します。

【毛管運動のやり方】

❶あおむけに寝て、首の下に硬枕を置く（硬枕がない場合は座ぶとんや雑誌などで代用してもよい）

❷手足を垂直に上げる。手の指同士は軽く離してピンと伸ばし、足の裏が床と平行になるようにアキレス腱を伸ばす

❸②の姿勢をキープして手足を小きざみに震わせる。手足を伸ばしたまま微振動させること

❹1～2分間震わせたら、①の姿勢に戻り、しばらく休んでから起き上がることを1セットとし、一日に3セット行う

毛管運動

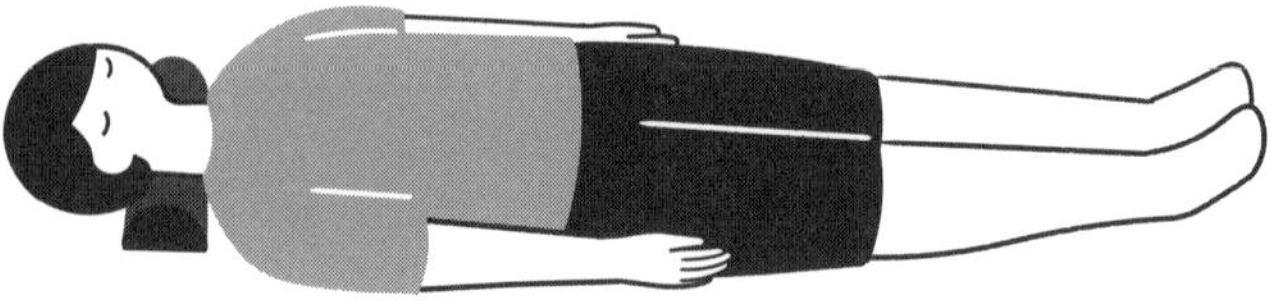

❶あおむけに寝て、首の下に枕を置く。枕は硬枕が理想。座ぶとんや雑誌など硬めのもので代用するのも可

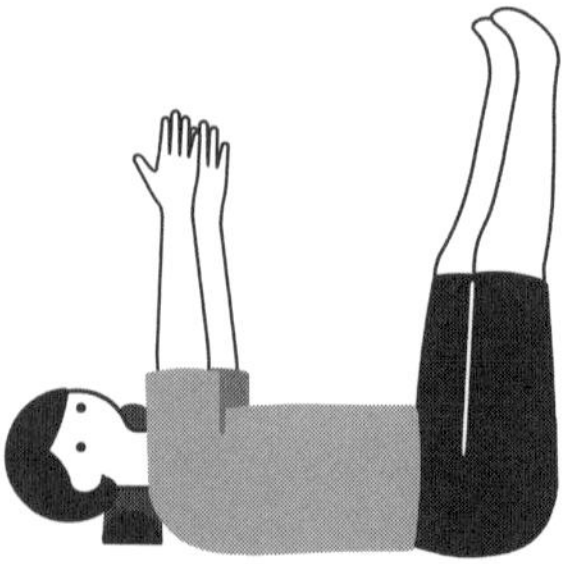

❷手足を垂直に上げる。手の指は軽く離してピンと伸ばし、足の裏が床と平行になるようにし、アキレス腱を伸ばす

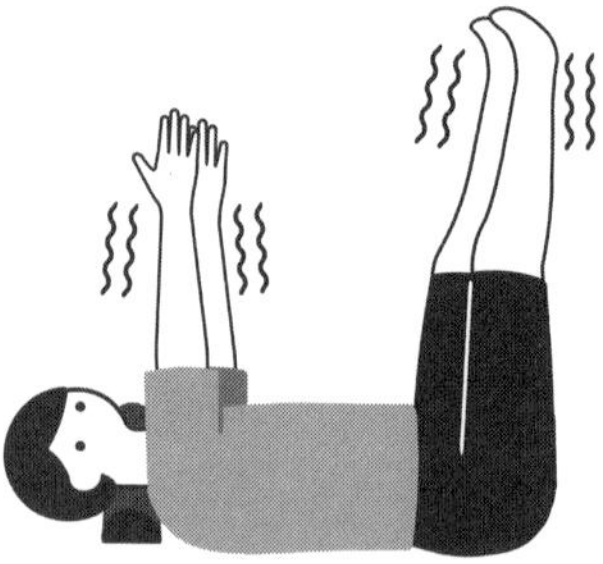

❸②の姿勢のまま、手足を小きざみに震わせる。手首や足首を動かすのではなく、手足を伸ばしたまま微振動させるのがコツ

❹1～2分間振動させたら、①の姿勢に戻り、少し休んでから起き上がるのを1セットとして1日に3セット行う

なお、腎臓病の人、足に炎症のある人、足首に故障のある人は、足首を固定して行ってください。腹部《ふくぶ》大動脈《だいどうみゃく》瘤《りゅう》のある人は、動脈瘤が破裂する危険があるので行ってはいけません。

合掌合蹠運動

合掌合蹠運動は、骨盤《こつばん》のゆがみや股《こ》関節《かんせつ》のズレを正し、左右の足の長さをそろえるための運動です。合掌は手のひらを合わせること、合蹠は足の裏を合わせることを意味します。

腰痛、股関節痛、脊柱側弯症《せきちゅうそくわんしょう》（正面から見るとまっすぐになっているべき脊柱が横に曲がる病気）、脊柱管狭窄症《せきちゅうかんきょうさくしょう》（脊柱管の内腔《ないくう》が狭くなり神経が圧迫される病気）などに著《ちょ》効《こう》のある運動です。また、スポーツのパフォーマンスを向上させたい人にもおすすめです。

とくに効果の高いのが、生理痛、生理不順、子宮筋腫《しきゅうきんしゅ》（子宮の筋肉層にできる良性の腫瘍《しゅよう》）、子宮内膜症《しきゅうないまくしょう》（子宮の内膜に似た組織が子宮以外の臓器にできる病気）、不妊症といった婦人科系の疾患です。これは、骨盤のゆがみを整えることで、子宮や卵巣《らんそう》などの働きが正常化するためです。

男性の場合は、前立性肥《ぜんりつせいひ》大症《だいしょう》や男性不妊にも効果が期待できます。

【合掌合蹠運動のやり方】

❶あおむけに寝て、両手の手のひらを合わせ、両足の裏も合わせる。足はできるだけお尻のほうへ引き寄せ、ひざはできるだけ床につけるようにする

❷手のひらを合わせたまま、胸から顔の上すれすれのところを通って真上まで腕を伸ばす。これと同時に、足の裏を合わせたまま、足の裏と足の裏が離れないギリギリのところまで足を伸ばす。どちらも力を抜いてゆっくり行う

❸手足を同時に勢いよく引き寄せて、①の状態に戻る

❹①～③を１００回くり返すことを1セットとし、一日に3セット行う

なお、足が床にこすれて痛い場合は、バスタオルやシーツを敷くか、厚手の靴下を

合掌合蹠運動

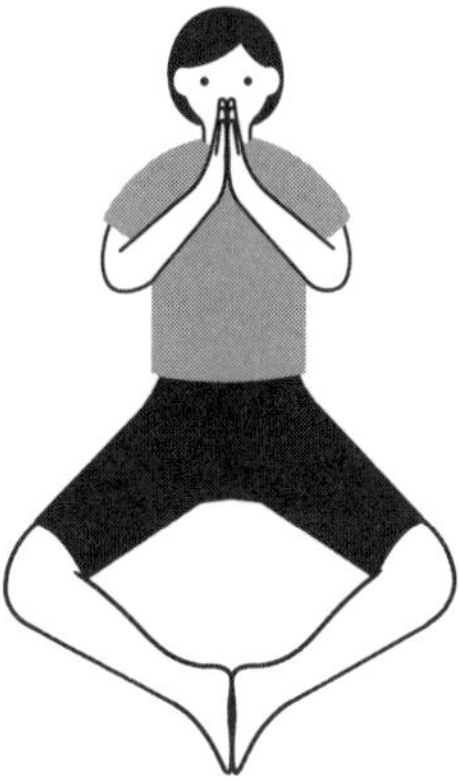

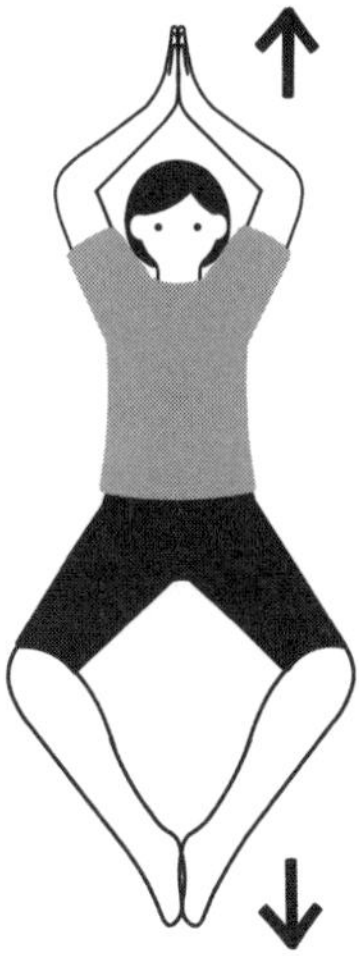

❶あおむけに寝て、両手の手のひらを合わせて、両足の裏も合わせる。足はできるだけお尻のほうに引きつけ、ひざはなるべく床につけるようにする

❷手のひらを合わせたまま、胸から顔の上を通って真上まで腕を伸ばす。同時に、足の裏を合わせたまま、足の裏と足の裏が離れないギリギリのところまで伸ばす

❸手足を同時に引きつけて、①のポーズに戻る

❹伸ばすときには力を抜いてゆったりと行う。引きつけるときは力を込めて勢いよく。スピードは遅くてもゆっくりでも構わない。これを100回くり返すことを1セットとし、1日3セット行う

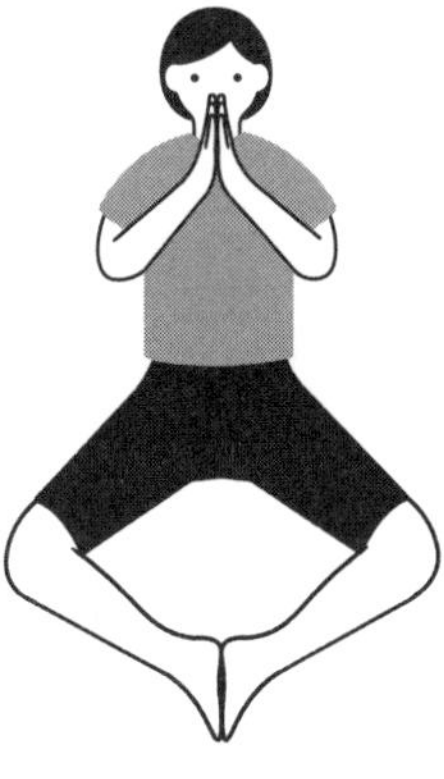

はいて行うとよいでしょう。

背腹運動

背腹運動は、西式健康法の六大法則のなかで最も重要視されているものです。自律神経のバランスを整える運動で、準備運動と本運動に分かれています。

脊柱の横には、自律神経の一つである交感神経《こうかんしんけい》があり、おなかには副交感神経《ふくこうかんしんけい》があります。交感神経と副交感神経は、ヤジロベエのようにバランスをとり合っており、どちら側にも傾かずに平衡を保った状態が理想的といわれています。背腹運動は、この2箇所を同時に刺激することで、自律神経のバランスを整えるのです。

また、脊柱を左右に揺らしながら、おなかを膨らませたり引っ込めたりするので、脊柱のゆがみを矯正することもできます。

さらに、無心で体を振っているうちに、交感神経と副交感神経のバランスがとれた状態が潜在意識に植え付けられ、自己暗示が利《き》く状態になるのです。病気の人ならば、西式健康法の四大原則の「精神」で紹介した「良くなる、能くなる、善くなる」を唱えながら、背腹運動を行います。また、自分の夢を頭に描きながら行えば、夢が実現しやすくなります。

背腹運動は、準備運動も本運動も、正座をするかイスに座って行います。

【背腹運動のやり方／準備運動】

❶両肩を同時に10回上げ下げする。大きくメリハリをつけて動かすこと

❷首を投げるようなイメージで、頭を右に傾けて、中央に戻すことを10回くり返す

❸首を投げるようなイメージで、頭を左に傾けて、中央に戻すことを10回くり返す

❹下あごをのどにつけるように、首を10回前に倒す

❺あごを引いたまま、頭を後ろに10回傾ける。頸椎が1本の棒になったとイメージして、折るのではなく、後ろに倒すように動かす

❻真後ろを向くようなつもりで、頭を右に10回回転させる

❼真後ろを向くようなつもりで、頭を左に10回回転させる

❽両腕を左右に水平に伸ばし、頭を右と左に1回ずつ回転させる

背腹運動／準備運動

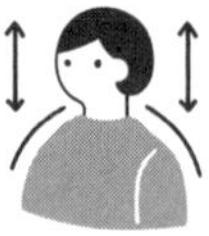

❶両肩を同時に10回上げ下げする。メリハリをつけて行うのがポイント

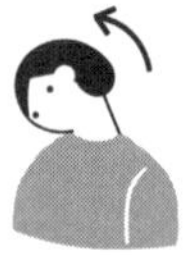

❷首を投げるようなイメージで、頭を右に傾けて、中央に戻すことを10回くり返す

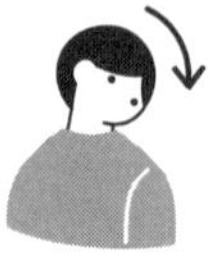

❸首を投げるようなイメージで、頭を左に傾けて、中央に戻すことを10回くり返す

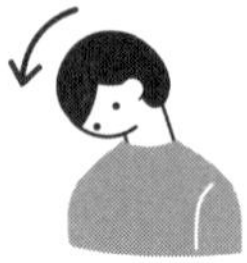

❹下あごをのどにつけるように、首を10回前に倒す

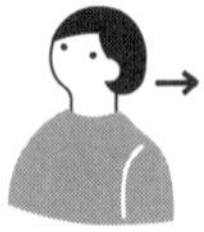

❺あごを引いたまま、頭を後ろに10回傾ける。頸椎を1本の棒とイメージして、折るのではなく後ろに倒すように動かす

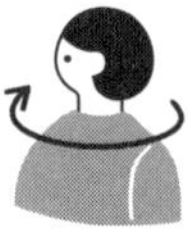

❻真後ろを向くようなつもりで、頭を右に10回回転させる

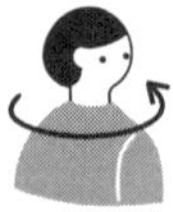

❼真後ろを向くようなつもりで、頭を左に10回回転させる

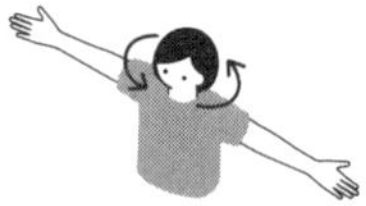

❽両腕を左右に水平に伸ばし、頭を右と左に1回ずつ回転させる

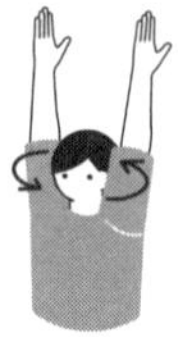

❾両腕を垂直に上げ、頭を右と左に1回ずつ回転させる

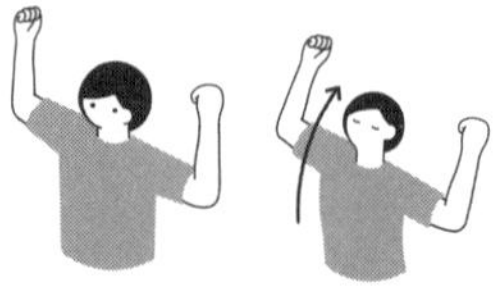

❿両手の親指から順に指を曲げてグーをつくり、そのまままっすぐ上げる。腕を直角に曲げ後ろに引き、胸をはって頭を後ろに反らせたあと、脱力する

❾両腕を垂直に上げ、頭を右と左に1回ずつ回転させる

❿両手の親指から順番に指を曲げてグーをつくり、そのまま腕をまっすぐ上げる。腕を直角に曲げて後ろに引き、胸をはって頭を後ろに反らせたあと、脱力する

最初はゆっくり行ってかまいません。慣れてきたら徐々にスピードを上げて、①～⑩を1分半くらいで行えるようにしましょう。

【背腹運動のやり方／本運動】

❶左足の足の第1指（親指）が右足の上に重なるように正座をし、両ひざの間をこぶし五つ分くらいあける

❷両手はひざの上に置いて力を抜く。座ったまま背伸びをするイメージで、尾骨《びこつ》から頭頂にまで1本の棒が入っているかのように一直線にする。あごは引き、目線は少し上に上げる

❸②の状態を維持したまま、上半身を45度くらいずつ左右に振る。体を傾けたときに

背筋運動／本運動

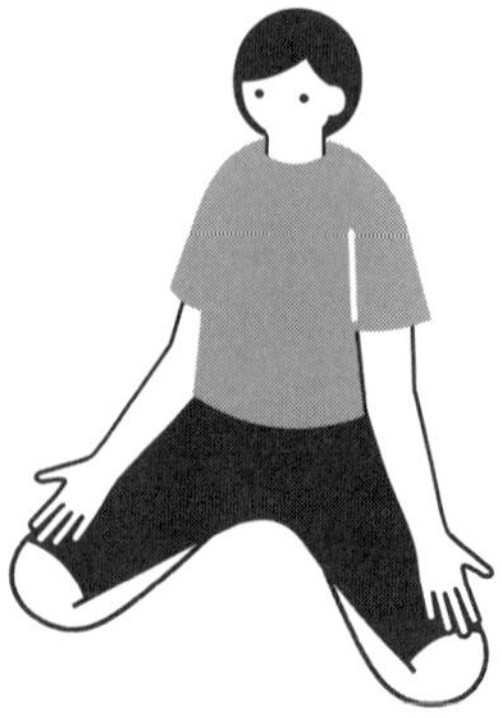

❶左足の第1指（親指）が右足の上に重なるように正座し、両ひざの間をこぶし5つ分くらいあける

❷両手はひざの上に置いて、力を抜く。座ったまま背伸びをするイメージで、尾骨から頭頂まで1本の棒が入っているかのように一直線にする。あごを引いて目線少し上に

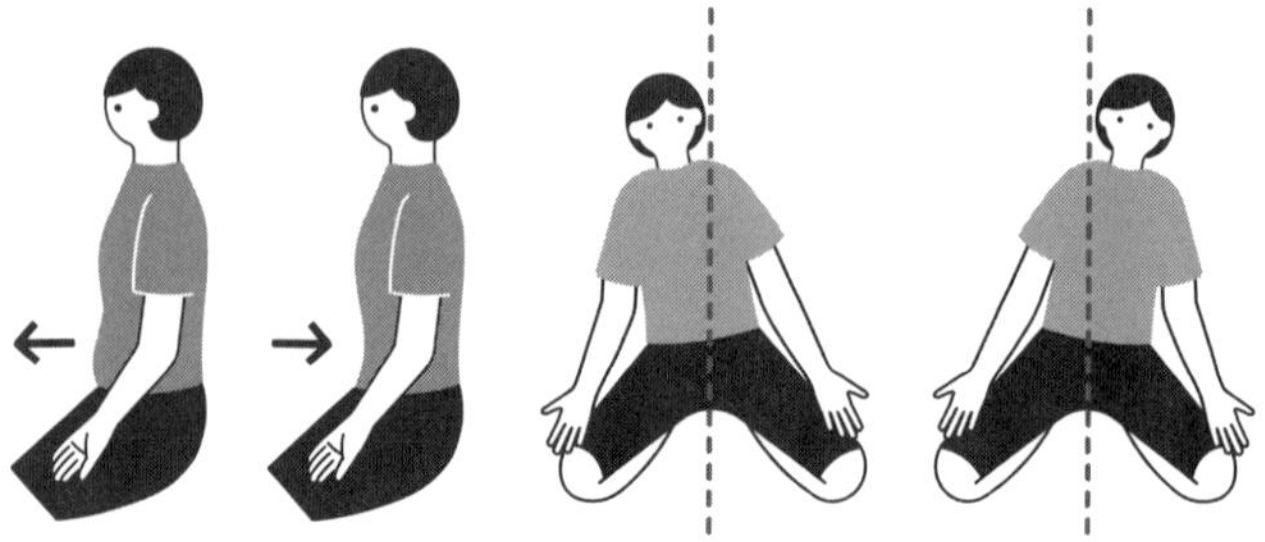

❸②の状態のまま、上半身を 45 度くらいずつ左右に振る。傾けたときにおなかを膨らませ、中央に戻したときにおなかをへこませる

〈注意点〉
・腰を落ち着けたまま首だけを振らない
・首を動かさずに背骨だけを動かさないようにする
・肩だけを動かさない
・背中を丸めた状態で左右に振らない

❹①～③を10分間行うことが1セット。1日3セット行うことをめざす

おなかを膨らませ、中央に戻したときにへこませる

❹①〜③を10分間行うことを1セットとし、一日に3セット行う

準備運動と同様に、最初はゆっくり行ってかまいません。徐々にスピードを上げて、1分間に55往復できるくらいの速さで体を振ることをめざしましょう。

体を振るときは、腰を落ち着けたまま首だけを振ったり、首を動かさずに背骨だけを動かしたり、肩だけを動かしたり、背中を丸めた状態で振ったりしないように注意してください。体を振ったときに、お尻が浮いてもかまいません。鏡を見ながら行うと、正しい動きが身につきやすくなります。

温冷浴

以上が、甲田先生が西式健康法から継承した六大法則です。

甲田先生は、これに二つの健康法を加えて西式甲田療法としています。その一つが温冷浴です。

温冷浴は、温浴（温かい風呂）と冷浴（水風呂）を交互にくり返す入浴法です。

一般的な温浴は、汗をかくことによって体内の水分や塩分、ビタミンCを失い、体液の酸とアルカリのバランスが狂います。

これに対して温冷浴は、温浴時には体液がアルカリ性になり、冷浴時には酸性となるため、体液が中性となり、自律神経のバランスが整います。

また、グローミューが縮むので体温を逃しません。冷え症、高血圧、疲労に対する効果が高く、肌もきれいになります。


【温冷浴のやり方】

❶冷浴1分↓温浴1分の順で9回くり返し、最後は冷浴で終える

浴槽が一つしかない場合は、シャワーか水道のホースを利用して冷浴をしてください。この場合、足先↓へそ↓右肩↓左肩の順で2回くり返します。

お湯は41〜42℃、水は14〜15℃が理想的です。ただし、シャワーの場合は体感温度

温冷浴　皮膚の鍛錬に効果を発揮!

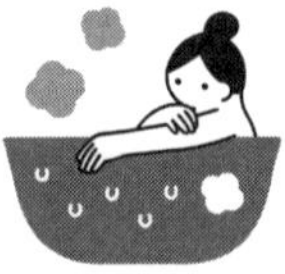

●温浴と冷浴を交互に行う入浴法。温浴時には体液はアルカリ性、冷浴時には酸性となるためバランスが整う。これらを交互にくり返して、自律神経の均衡を保つ

●疲労解消に効果が高く、カゼも引きにくくなり、冷え症の改善にも役に立つ

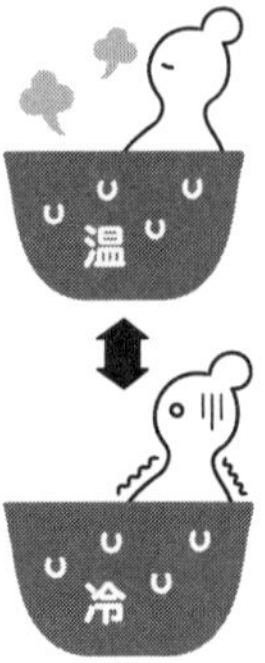

●入浴時間は1分が目安で、冷→温→冷→温→冷→温→冷→温→冷と9回くり返す。9回以上続けてもよいが必ず「冷浴」で終えること

●湯の温度は41～42℃前後、水は14～15℃がよいが、水の冷たさに我慢ができなければ25℃ぐらいまで上げてもかまわない

足先からのローテーションを2回くり返す

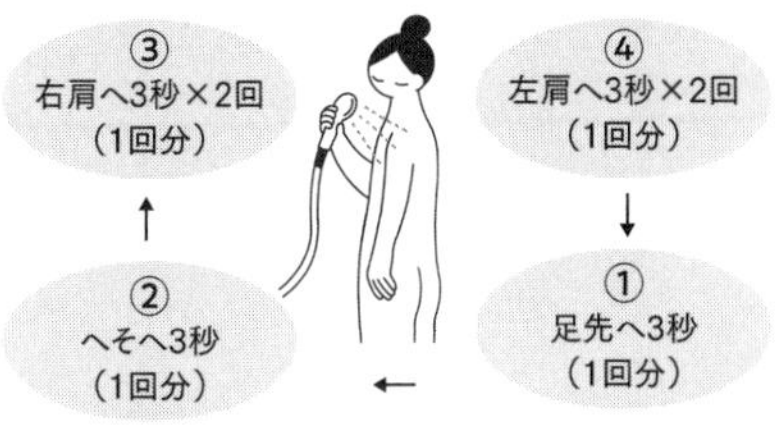

●冬場は最後の温浴を5～10分行って、締めの冷浴を10秒ほどで終えてもよい。無理をしないよう時間をかけて正規の温冷浴の時間に近づける

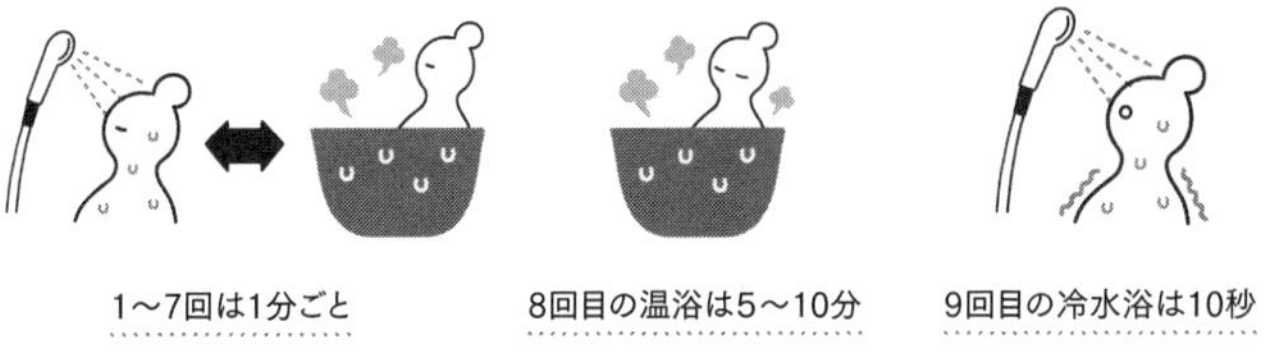

1～7回は1分ごと　8回目の温浴は5～10分　9回目の冷水浴は10秒

●重い高血圧、心臓病、肝臓病、慢性腎不全など疾病のある人、また飲酒時、発熱時などは行わない

が低くなるので、少し高めの温度にしたほうがよいでしょう。

なお、重い高血圧・心臓病・肝臓病の人、慢性腎不全の人、飲酒時、発熱時、薬の服用中には、温冷浴を行ってはいけません。

裸療法

甲田先生がもう一つ加えた健康法が裸療法です。もともとは、フランスのローブリ氏が考案したもので、皮膚表面の静脈に伸縮運動を与えて血流を促す効果があります。というと、何やらむずかしそうですが、やり方はいたって簡単です。部屋に外気を入れて裸になる時間と、窓を閉めて衣服を着ている時間を交互にくり返すだけです。

こうすることにより、皮膚呼吸を活発にして、体の表面から尿素をはじめとする老廃物を発散し、体内に酸素をとり入れるのです。その結果、全身の血行がよくなり、免疫力が向上します。甲田先生は、ガンの患者さんに裸療法を一日10回以上行うように指導していました。

裸と着衣の時間配分は以下のとおりです。

1回行うとき　裸（20秒）・着衣（60秒）
2回くり返すとき　裸（30秒）・着衣（60秒）
3回くり返すとき　裸（40秒）・着衣（60秒）
4回くり返すとき　裸（50秒）・着衣（60秒）
5回くり返すとき　裸（60秒）・着衣（90秒）
6回くり返すとき　裸（70秒）・着衣（90秒）
7回くり返すとき　裸（80秒）・着衣（90秒）
8回くり返すとき　裸（90秒）・着衣（１２０秒）
9回くり返すとき　裸（１００秒）・着衣（１２０秒）
10回くり返すとき　裸（１１０秒）・着衣（１２０秒）
11回くり返すとき　裸（１２０秒）・着衣（5～10分）

裸療法

❶部屋の窓などを開け、外気を入れて裸になる時間と、衣服を着る時間を交互にくり返す

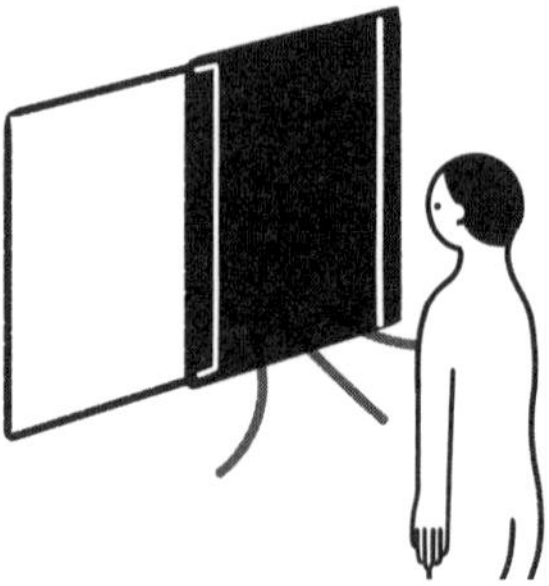

❷裸のときは下着を脱いで、全身を空気にさらすのが効果的だが、通気性のある下着着用でも可。着衣の際は汗をかかない程度に厚めの毛布やタオルケットなどを用いる

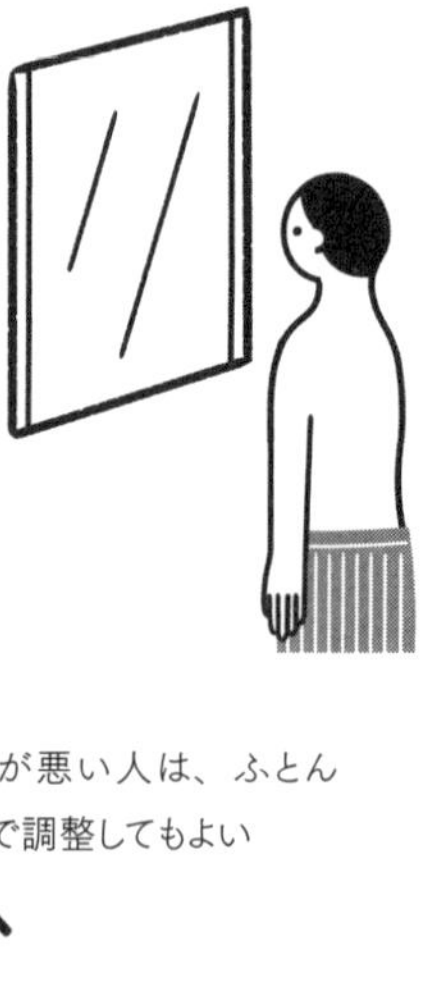

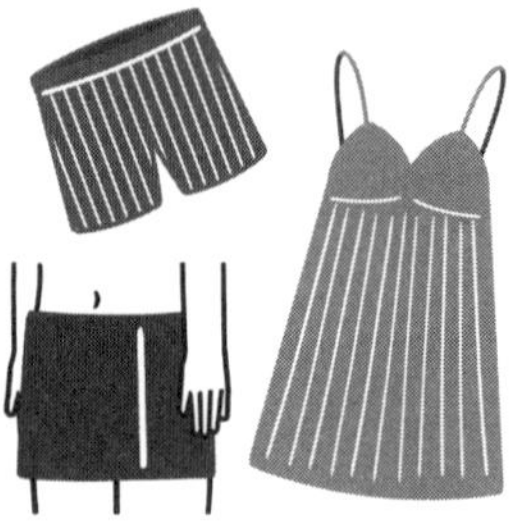

❸体調が悪い人は、ふとんの着脱で調整してもよい

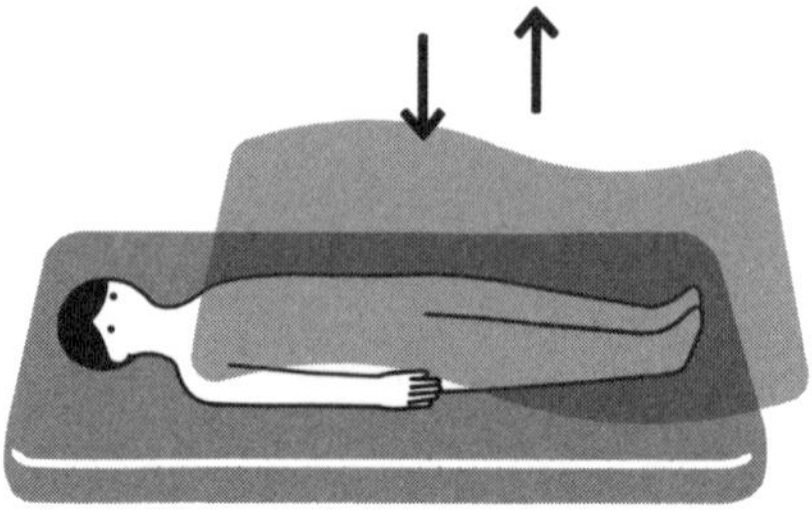

以上を一日のうち朝と晩の2度行います。

裸のときは何も身につけないのが理想ですが、抵抗のある人は通気性のある下着を着用してもかまいません。着衣のときは汗をかかない程度のもの（毛布やタオルケット）を身につけてください。

裸のときに、前述した体操を行うとよいでしょう。ただし、着衣のときは安静にしています。

食後30分と入浴後40分はさけ、連続して行うときは30分休んでから再び行います。

第4章

西式甲田療法で病気を撃退した症例集

本章では、これまでに私が西式甲田療法を指導して著効のあった症例のなかから、とくに強く印象に残っているものを厳選して紹介します。

脳出血で倒れたが豆腐湿布と少食で血腫が消えてすっかり元気になった

阪神・淡路大震災の1〜2年前と記憶しているので、1994年か1993年の12月30日のことです。

鍼灸院《しんきゅういん》を開業してしばらくは、患者さんの数も少なかったため、私はよく出張治療に行っていました。その日、兵庫県の明石市《あかしし》まで足を延ばしたのも、同市に住む知り合いから「腰が痛くて歩けないので、鍼《はり》を打ちに来てほしい」といわれたためでした。

知り合いの自宅にうかがい、鍼灸の師匠の一人である塩見《しおみ》哲生《てつお》先生（くわしくは59ページを参照）から教わった、鍼を刺さずに皮膚にふれるかふれないかのところで止め、その鍼を通して患者さんに気《き》（東洋医学でいう一種の生命エネルギー）を送る治療を行いました。

その家には、近所に住むSさん夫妻も来られて、治療を受けることになっていました。60代前半のSさん夫妻には、以前から何度か治療をしたことがあり、私が知り合いの治療に来ることを知って、それならば私たちも治療をしてほしいという連絡を受けていたのです。

ところが、前の人の治療が終わっても、ご主人だけがいっこうに現れません。心配した奥様は、ご主人を探すために、いったんご自宅に戻りました。

すると、しばらくして、奥様から電話がかかってきました。ご主人が土間で倒れていて、意識がないというのです。状況から察して、脚立《きやたつ》から落ちたらしいということでした。

奥様は電話で「すぐに来てほしい」といいましたが、私は「救急車を呼んだほうがいいです」と答えました。しかし、どうしても来てほしいというので、治療道具を持って急いでSさん宅へ向かいました。

10分ほどでSさん宅に到着すると、ご主人は倒れたままでした。奥様によると、いくら呼んでも反応しないとのことです。とりあえず、脈と呼吸を確かめたところ、どちらも止まってはいませんでした。次に、頭の左側に手を当ててみると、とても強い反応があり、内出血をしているようでした。ひたいにはコブができていて、血がにじんでいましたが、そちらはとくに反応がないので、問題はなさそうでした。

そこで、「頭の中で出血しているみたいだから、すぐに救急車を」というと、奥様は「まずは治療してください。それから救急車を呼びます。年末だから病院に行っても本格的な治療は受けられないに決まっています。だから、その前に応急処置でもいいので何かしてください！」というのです

逡巡《しゅんじゅん》しましたが、命にかかわるような状況です。まず、血圧を下げるような鍼治療をして、それから手当て（くわしくは42ページを参照）をしました。手当てをすると、手のひらが頭部に吸い付いて、30分くらいの間、まったく離れませんでした。

しばらくすると、ご主人が意識を取り戻して「森先生、どうしてここに？」といいました。私は「どうしてじゃないよ。倒れていたんだよ」と答え、頭に豆腐湿布《しっぷ》をする方法を教えたうえで、必ず救急車を呼んで病院に行くように告げて帰りました。

豆腐湿布をするようにいったのは、出血を吸収する働きがあるからです。豆腐湿布は、西式甲田療法には含まれていませんが、自然療法の一つとして、広く知れ渡っています。以前読んだマクロビオティック（玄米菜食《げんまいさいしょく》）の本に、脳出血で倒れた人に豆腐湿布をしたら、３日くらいで意識が回復して後遺症が残らなかったと書いてあったのを思い出したのです。

そこで私は、甘いものやごちそうは血管によくないのでさけ、朝食抜き（くわしくは88ページを参照）をしたうえで、五分がゆや玄米クリーム食（くわしくは１１０ページを参照）など、質素で消化のよいもので少食をするように伝えました。

それから年明けに再び病院に行き、ＣＴ検査（コンピュータ断層撮影検査）で患部を調べてもらったところ、血腫《けっしゅ》（出血してできた血液のかたまり）が発見されました。医師からは、頭蓋骨に穴を開けて血腫を除去するといわれましたが、Ｓさんご夫妻は丁重にお断りして、豆腐湿布と少食を続けました。私もケアのために月に１～２回のペースで出張し、鍼治療と手当てを続けました。

その結果、血腫はだんだんと小さくなり、最終的にはすっかり消えて、ご主人は元気を取り戻しました。

最後に、豆腐湿布のやり方を紹介します。

【豆腐湿布のやり方】

◉材料

木綿豆腐　1丁　さらし、日本手ぬぐい、ペーパータオル、ガーゼなど　数枚

〈作り方〉

❶常温の豆腐を水切りして1センチくらいの厚さに整える

❷①を患部に当てて、上からペーパータオル、手ぬぐい、ガーゼなどでおおって固定する

絹ごし豆腐しかない場合は、小麦粉少々をまぜると、フワフワせずに使いやすくなります。

豆腐湿布

豆腐には、細胞を冷やすカリウムや水分が多く含まれているので、体の余分な熱をとるのに最適。ねんざや内出血、腫れなどによく効く。

けがをしてから24時間以内ならば、豆腐湿布がよい

◉材料

木綿豆腐……1丁
さらし、または日本手ぬぐい、ペーパータオル、ガーゼなど　数枚

❶豆腐はくずれやすいので、常温で水切りしておく

❷①を1センチの厚さに整え、患部の皮膚に直接当てる。上からペーパータオル、手ぬぐい、ガーゼなどでおおって固定する。ビニールやラップなどでおおうと、鬱熱するので行わないこと。熱を吸った豆腐は変色したり、冷却効果が薄れるので1～2時間ごとに取り替える

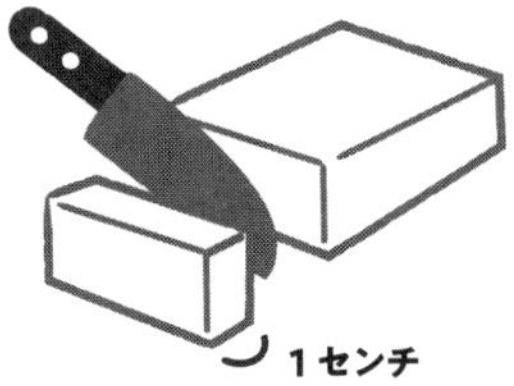

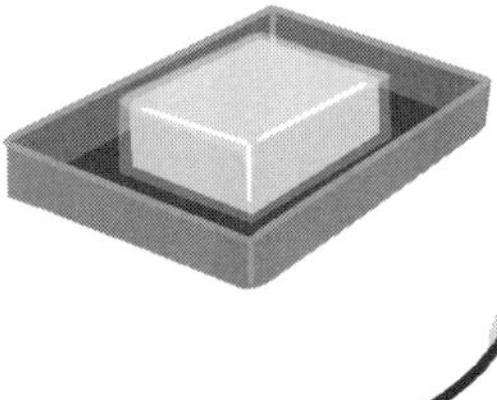

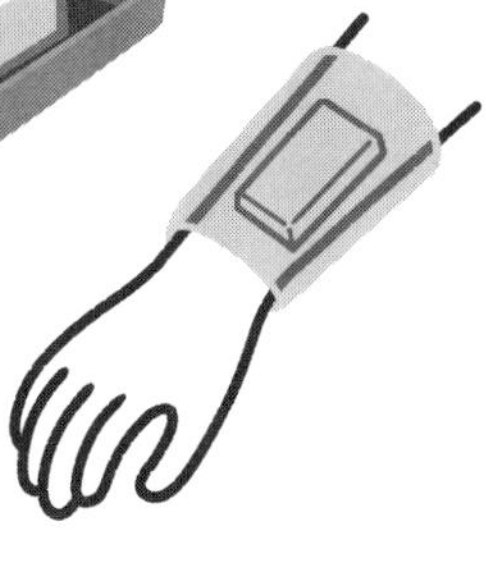

抗ガン剤の副作用で失った明るい光の世界が鍼治療で回復し生菜食と裸療法により30年近くガンの再発もなし

鍼灸院を開業して間もないころ、１９９２〜１９９３年のことです。N君という小学５年生の男の子の治療を依頼されたことがありました。

N君はアトピー性皮膚炎の治療のために、幼児期から甲田先生に診《み》てもらっていました。しかし、まだ幼かったこともあって、食事療法をあまり守ることができず、いつしか来院しなくなっていました。

数年後、N君のおなかが膨れてきたので、お母様が別の病院に連れて行ったところ、おなかに悪性リンパ腫のあることがわかりました。悪性リンパ腫は、血液細胞中のリンパ球がガン化する病気です。すぐに手術となり、病巣《びょうそう》を切除しましたが、腫瘍《しゅよう》が大きく、腹水《ふくすい》もあったようで、手術後に体重が６キロくらいへってしまいました。

そこで、出術後、体質を改善しようと考えたN君のお母様は、再び甲田医院に通って、生菜食《なまさいしょく》（くわしくは１０４ページを参照）や裸療法（くわしくは１４８ページを参照）、西式六大法則の体操（くわしくは127ページを参照）などをやらせることにしました。そして、甲田医院での治療の帰りには、私の鍼灸院にも来院され、鍼灸治療を受けるようにもなりました。

それと平行して、手術を受けた病院にも通い、おなかの状態を診てもらっていたところ、まだ病巣が取り切れていないので、抗ガン剤を使って治すといわれました。甲田先生も了承し、N君は抗ガン剤治療を受けることになりました。

ところが、当時、体重が35キロくらいだったN君に、大人の量の抗ガン剤を使ったため、副作用が強く出ました。ぐったりして食欲もなく、髪の毛もまつ毛も眉毛も全部抜け、なんと目が見えなくなってしまったのです。

このままでは死んでしまうと考えたお母様は、私に「入院先に来て、こっそり治療をしてほしい」といいました。おそらく、鍼治療をしているところを病院の関係者に見られたら、めんどうなことになると思ったのでしょう。これはたいへんなことになったと思いましたが、いま何かをしないと、N君とはもう二度と会えないかもしれません。私は腹をくって、治療に行くことにしました。

　事前に、N君の状態を甲田先生に伝えたところ、先生は「腎臓がやられたな」といいました。塩見先生は「副腎《ふくじん》がやられたので、腎を補えばいい」と教えてくれました。

病室に入ると、N君はぐったりとベッドに横たわっていました。聞いていたとおり、全身の毛が抜けて、頭はツルツルでした。

同室の子のお母様に、病院の関係者が来ないかを見張ってもらった状態で、鍼治療を開始することになりました。

目は足の厥陰肝経《けついんかんけい》に関係があり、結膜は手の太陰肺経《たいいんはいけい》、まぶたは足の太陰脾《たいいんひ》経《けい》、目がしらは手の少陰心経《しょういんしんけい》、網膜は足の少陰腎経《しょういんじんけい》と別れます。N君は抗ガン剤の影響で網膜が弱っていると考えられたので、足の少陰腎経の「太渓《たいけい》」というツボに鍼治療を施しました。内くるぶしとアキレス腱の間にある太渓のツボに、いつものとおり、鍼を肌にふれるかふれないかの位置で止めて、鍼を通して気を送ったのです。

　するとなんということでしょう。5秒くらいでN君の目が開いて、目が見えるようなったのです。本人はボーッとしていましたが、お母様がたずねると、たしかに見えるといいます。お母様はもちろん、私まで感激しました。

その後、無事に退院したN君は、甲田先生の指導で、生菜食Ａ（くわしくは１０５ページを参照）を実行することになりました。青泥《あおどろ》２５０グラムとニンジンおろし１２０グラム、ダイコンおろし１００グラム、ヤマイモおろし30グラム、豆腐２００グラム、玄米粉《げんまいこ》70グラムを昼と晩の２回食べ、１回30分の裸療法を一日に11回くり返したのです。

アトピーの治療のときには、食事療法をきちんとできなかったN君でしたが、このころには熱心に西式甲田療法に取り組むようになっていました。そのかいがあって、ガンが再発することもなく、すくすくと育っていきました。

N君とは、もう何十年も会っていませんが、お母様とはフェイスブックでつながっており、ときどき連絡をとり合っています。現在、N君は40歳を過ぎたところ。結婚をしてお子さんにも恵まれ、元気に過ごしているそうです。

白血病の子供に手当てと鍼治療をしたら翌日には血尿が止まった

前項の症例には、後日談があります。西式甲田療法は用いていませんが、私にとって忘れられない貴重な体験なので、ここで紹介しましょう。

実は、N君に鍼治療をした日に、もう一人、同じ病室に入院していた子供にも鍼治療をしたのです。N君の治療をしているときに、病院関係者が来ないかを見張ってくれたお母様のお子さんであるY君です。

Y君はまだ小学校に上がる前くらいの男の子で、血液のガンである白血病のために入院していました。抗ガン剤を集中的に使ったあとに無菌室に隔離され、その後、免疫《めんえき》（細菌やウイルスなどの病原体を打ち負かす働き）がある程度が上がってから、N君と同じ部屋に移動してきたとのことでした。

N君の視力が、鍼治療をした5秒後に回復したのを目の当《ま》たりにしたY君のお母様は、「血尿《けつにょう》が出ているんです。ウチの子にもぜひお願いします！」といいました。

N君に治療をした以上、断るわけにはいきません。今度はN君のお母様が見張り役を買って出て、Y君を治療することになりました。

ところが、それまで点滴《てんてき》の針が痛かったり、抗ガン剤の副作用で気持ちが悪かったりしたからなのか、またいやな思いをすると感じたようで、「いや、いや」と抵抗されてしまいました。

お母様が必死になだめて「今度は痛くないよ」といっても、聞き入れてくれません。

そこで私は「先生の手からパワーを全部送るから吸い取ってごらん」といいました。

すると、初めて真剣な顔つきになって、私を受け入れてくれたようでした。

私は、Y君の膀胱《ぼうこう》のあたりに手当てをし、手首や足首のツボに鍼治療をしました。

手当てをしたときに、手のひらがチクチクして吸い取られるような感じがしましたが、かまわずに続けていると、その感触はやがてなくなり、治療を終了しました。

翌日に、お母様から連絡があり、血尿が出なくなったと聞いて、ホッとしました。

手当ては、する側が真剣であることは絶対条件ですが、受ける側にも同じ気持ちがなければ、うまく気が流れていきません。まさに、気は心です。そのことを教えてもらった、貴重な体験といえるでしょう。

慢性疲労症候群で5年間休職していた人が7日間断食をしたら症状がおさまり職場復帰を果たした

甲田先生がご存命のときに、慢性疲労症候群《まんせいひろうしょうこうぐん》の治療のために甲田医院に通院し、ときどき私の治療院にも来院されていた、Uさんという20代の男性の患者さんがいました。

Uさんは、海外から要人が来日すると、常にその人の隣にいてお世話をするようなポジションにいる人でした。甲田先生や私が説明したことは必ずメモにとり、わからないところがあればすぐ質問をしてきます。教養にあふれ、知性がほとばしる感じの人でしたが、慢性疲労症候群のために、もう5年間も休職していたのです。

慢性疲労症候群は、体を動かせないほどの疲労が6か月以上続き、日常生活に支障をきたすまでになる病気です。強い全身の倦怠感《けんたいかん》のほかに、微熱、頭痛、筋力低下、睡眠障害、思考力や集中力の低下などを伴いますが、現時点では発症原因や病態など、ハッキリしたことはわかっていません。

Uさんもほとんど寝たきりのような状態でしたが、病気を治したい一心で、必死に来院されていました。

甲田先生からは「断食《だんじき》を7日間できたら治る」といわれていたそうです。しかし、胃腸が弱くて、断食を1日半すると吐《は》きけがして、そのたびに中断していました。

そこで私は、「断食中は大阪に宿泊して、その間、毎日鍼灸治療に通えば、7日間できると思うよ」とアドバイスしました。

Uさんはやってみるというので、断食期間中に毎日来院してもらいました。すると、いつも出る吐きけが影を潜め、7日間断食に無事成功し、宿便《しゅくべん》（腸内に長期間とどまっていた便）も出たとのことでした。そして、その後、甲田先生のいわれたとおり、慢性疲労症候群の症状が改善して、5年ぶりに職場復帰を果たしたのです。

断食が終わった日、甲田先生に診ていただいた帰りに、鍼灸院に寄ってくださったのですが、なんだか元気がありません。「断食をやり遂げて、甲田先生にほめていただいた？」とたずねると、「それは喜んでいただいたけど、森先生に手伝っていただいて断食をしたといったら『ズルしたな』といわれました」とのことでした。

ズルをしたのかどうかはともかく、宿便が出ると体が一変することを実感させられた症例でした。

慢性疲労症候群が7日間断食と玄米クリーム食で改善し1年ぶりに学校へ通えるようになった

慢性疲労症候群で、印象に残っている症例がもう一つあります。

甲田先生がお亡くなりになって数年が経過した2010年ごろのことです。「甲田先生の本を読んで診てもらいたいと思いましたが、かなわないので、こちらに来ました」といって、色白でかわいい女の子が、ご両親に連れられて来院されました。当時、中学1年生だったMさんでした。

Mさんは、その若さで慢性疲労症候群になり、もう1年間も学校へ通っていないとのことでした。

足首とひざをさわると、炎症がひどい感覚がありました。ふくらはぎからアキレス腱のあたりまで炎症が広がっている感じなのです。西式健康法では、足首が悪くなると腎臓が悪くなり、腎臓が悪くなると倦怠感が出るとされています。また、東洋医学では、ひざが悪い人は脾《ひ》系《けい》の経絡《けいらく》（気の通り道）が悪く、足首が悪い人は腎系《じんけい》の経絡が悪いとされています。どちらの考え方も、Mさんの状態にピタリと一致しており、たしかにこれでは学校にも行けないだろうなと思ったものです。

くわしく話を聞くと、かわいさのあまり、お母様が毎日おやつに甘いものを出しているうちに、このような状態になってしまったとのことでした。

甘いものをたくさん食べると胃腸が弱り、胃腸が弱ると体重節痛《たいじゅうせつつう》（体が重くてふしぶしが痛くなること）が起こるのは、東洋医学の常識です。私が「こうなったのは甘いものが原因です」というと、ご両親は驚いていました。

そこで、鍼灸治療を施すとともに、甘いものを控えて、玄米クリーム食をすすめました。しかし、もっと早く治したいというので、生前の甲田先生と親交の深かった九州の愛康《あいこう》内科医院を紹介し、同医院に入院されて断食しました。

Mさんは入院して、約１か月間、漸減食《ぜんげんしょく》、７日間の断食、回復食を何回かくり返しました。そして、断食をやっている期間以外は、玄米クリーム食を実践しました。生の玄米70グラムをミルで粉状に砕いて、２合の水を加えて10〜15分間煮込み、ノリ状になったものをどんぶり１杯くらい食べるのです。これに豆腐２００グラム、青汁１杯を昼と夜の２回とりました。

１か月にわたる入院を終えたMさんは、見違えるほど元気になって帰ってきました。そして、中学の校長先生に「１年も休学しているから、最初は図書室か保健室に登校して、体が慣れてきたらみんなと同じ教室にしてください」とお願いしたそうです。

その後、通常どおりに登校できるようになったMさんは、成績も優秀で、最終的に大学の医学部に進学し、医師になったと聞きました。自分は体が弱かったので、治してあげる人になりたかったのかもしれません。

新型コロナウイルス感染症の後遺症の味覚障害がわずか1週間の玄米クリーム食で治り味覚が戻った

２０２０年1月に国内で最初の感染者が確認された新型コロナウイルス感染症は、またたく間に世界中に広がり、パンデミックを引き起こしたのは記憶に新しいところです。

この新型コロナウイルス感染症の後遺症に対しても、西式甲田療法は顕著《けんちょ》な効果を示しています。

最初のデルタ株が大流行した２０２１年の夏のことです。Ｃさんという60代の女性が来院されました。Ｃさんはコロナに感染し、肺炎を起こして、入院治療を受けました。治療が功を奏して肺炎はおさまったものの、後遺症で味がわからなくなり、１か月たっても改善しないということで、来院されたのです。

私は、Ｃさんに鍼灸治療をするとともに、玄米クリーム食を１か月続けるように指導しました。

すると、わずか1週間後にCさんが再び来院し、「先生、味覚が戻りました！」と報告してくれたのです。

余談ですが、甲田先生がご存命のときに、「どうしても打ちたくないワクチンを打たなくてはいけない状況になったら、どうしたらいいでしょう」とたずねたことがありました。すると、甲田先生は「ワクチンを打ったら、すぐにその場で毛管《もうかん》運動（くわしくは１３４ページを参照）をしなさい。家に帰ったら、生水（くわしくは１１３ページを参照）か柿の葉茶（くわしくは１１５ページを参照）をたくさん飲んで、温冷浴（くわしくは１４５ページを参照）をして、裸療法（くわしくは１４８ページを参照）をしなさい。そして、スイマグ（くわしくは１１６ページを参照）を飲んで、できるだけ体の中にたまっているものを外に出すようにしなさい」とおっしゃっていました。

新型コロナウイルス感染症による重度の肺炎がカラシ湿布と玄米クリーム食でおさまり普通に呼吸できるようになった

Cさんの味覚障害が全快して数日後に、同じく60代の女性Hさんが来院されました。Hさんが受付で検温をしたところ、熱があったので、病院でPCR検査を受けるようにいって、お引き取りいただきました。

すると翌日、Hさんから「コロナでした」との連絡がありました。

Hさんは、中等度のコロナということで点滴治療を受けたものの、検査結果が悪かったため、重症病棟に入院することになりました。Hさんには、基礎疾患として糖尿病があるため、医師からインスリンを打たなければいけないといわれたそうです。しかし、Hさんは、コロナで入院するのはやむをえないが、そこで糖尿病の治療までされたくないと思い、医師に「自己責任でここから出してほしい」といって、病院から出てきてしまったのです。

その時点で、肺炎を起こして呼吸が苦しく、酸素濃度も低くて酸素吸入が必要な状態でしたが、強引に自宅に帰られました。家に帰ったらカラシ湿布をして、玄米クリーム食をするようにメールや電話で指導しました。

カラシ湿布も、本章の冒頭で紹介した豆腐湿布と同様に、西式甲田療法には含まれてはいないものの、肺の症状に有効な自然療法としてよく知られるものです。

【カラシ湿布のやり方】

◉材料

和ガラシ粉末　大さじ2～3

小麦粉　大さじ2～3

（カラシと小麦粉の割合は、肌の弱い人は1：2、幼児は1：3～4、乳児は1：6）

温度55℃のお湯　適量

さらし、または日本手ぬぐい　2枚

〈作り方〉

❶和ガラシ粉末と小麦粉をよくまぜ合わせ、お湯をそそいで耳たぶほどの硬さにまとめる（辛みが弱い場合には、水の代わりに番茶かダイコンのすりおろし汁を加える）

❷さらしか日本手ぬぐいを広げ、その上に①を厚さ約3ミリになるように均一に伸ばす

カラシ湿布　呼吸器疾患に効果がある

甲田先生は「肺炎にかかっても、カラシ湿布をすれば助かるのであわててはいけない」とおっしゃっていました。カゼ、気管支炎、肺炎、扁桃炎、ぜんそくなとの呼吸器疾患に効能が認められます。

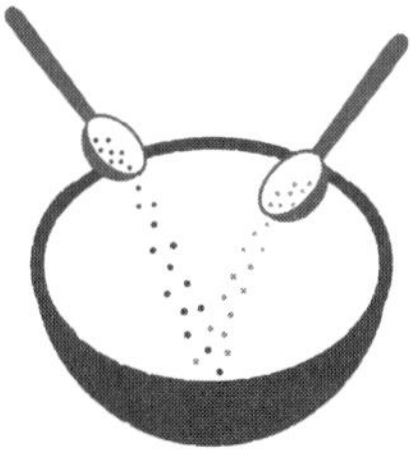

◉材料

新鮮な和ガラシ粉末と小麦粉
大人は1：1、肌の弱い人は1：2、
幼児は1：3～4、乳児は1：6の割合で配合。
1回の量は、大人で大さじ2～3杯が目安。
お湯（55℃が目安）適量
さらし、または日本手ぬぐい　2枚

❶和ガラシ粉末と小麦粉をよくまぜ合わせ、お湯を入れて耳たぶくらいの硬さにまとめる。このとき、お湯の温度は30℃以下や70℃以上では効果が発揮されないので注意が必要

＊辛みが弱い場合には、水の代わりに番茶かダイコンのすりおろし汁を加えるとよい

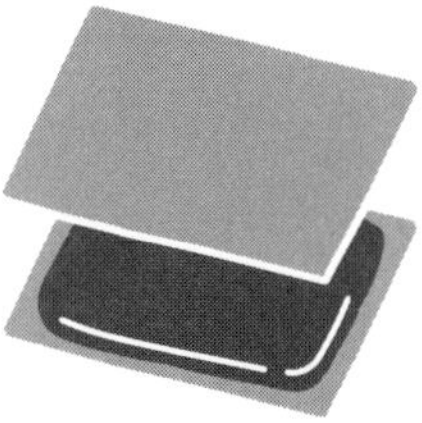

❷さらし、または日本手ぬぐいを広げ、その上に①を3ミリの厚さになるようにならして伸ばす

❸②の上に1枚布を重ねて、カラシが直接肌にふれないように胸や背中に当てる。ただし20分以上は続けず、胸や背中は同時に行わない。体についたカラシは温かいおしぼりなどでふき取る

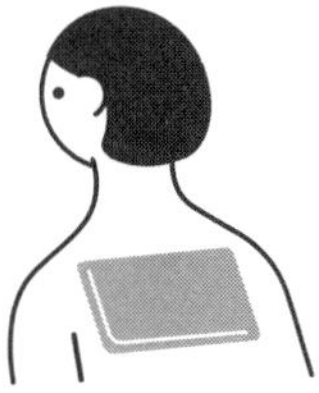

❸その上にもう1枚布を重ねて、カラシが直接肌にふれない状態で胸や背中に当てる。20分以上は続けず、胸と背中は同時に当てないこと。胸についたカラシの粉は温かいおしぼりなどでふき取る

Hさんは、カラシ湿布を20分当てて、40分休むことを一日に8回くり返しました。その結果、1週間後には肺炎がおさまり、普通に呼吸ができるようになりました。

これ以降、コロナに感染した患者さんには、玄米クリーム食を1週間してくださいとアドバイスするようにしています。

第5章

再生と奇跡

私の背中には甲田先生がいる

本章では、甲田《こうだ》光雄《みつお》先生がお亡くなりになってからの私の歩みと、甲田先生の旅立ちが契機になったかのように、次々と私の身に起こった奇跡の数々を紹介します。

甲田先生がお亡くなりになった２００８年８月12日、帰宅して一人で泣いていると、急に背中が温かくなり、自分の後ろに「何か」が存在しているのを感じました。

「このなんともいえない温かくて安らかな気持ちにさせてくれるものは、いったいなんだろう？」

それが何であるかはわからないものの、私は大きくて温かい「何か」に包まれているような気持ちになりました。そして、心の隅に、もしかしたら甲田先生なのではないかという思いが浮かびました。

その「何か」が甲田先生に違いないと確信したのは、それから数日後に鍼灸院《しんきゅういん》に行ったときのことでした。ある患者さんが「断食をしてきました」とおっしゃいました。

自宅で断食を行うなんて意志が強く、断食の経験があるかたなのだなと思いました。すると私の口から「よい修行をされましたな」「オーラがきれいになりましたよ」と自分が想像もしていない、おじいさんのような言葉が出てきました。甲田先生が私の口を使ってしゃべっているようでした。また、「何かパワーアップした気がする」とおっしゃってくださる患者さんも現れました。そんなこともあって、甲田先生は私の背中にいるのだと信じるようになったのです。

それからは、以前にも増して鍼灸治療と西式甲田療法の指導に打ち込むようになりました。おかげさまで、全国各地からおおぜいの患者さんが来院され、メディアにも数多く取り上げられるようになりました。そして、その結果、さまざまなかたがたとの出会いにめぐまれるようになりました。

２００９年には、横井《よこい》英昭《ひであき》さんとの出会いがありました。横井さんはカー用品で有名なオートバックスの元取締役です。同社の創業者が西式健康療法の信奉者であったことから、甲田先生と深い親交があったのです。この出会いをきっかけに、数年後、横井さんには私が主宰する断食《だんじき》道場の合宿で講師を務めていただくことになりました。

その横井さんから紹介されたのが、船井総合研究所（現・船井総研ホールディングス）の創業者である船井《ふない》幸雄《ゆきお》さんです。横井さんとともに船井さんのもとにおじゃまし、少食や西式健康法の六大法則の体操（くわしくは１２１ページを参照）のお話をさせていただいたところ、船井さんはたいへんな関心を寄せてくださり、その後、船井さんのコラムで何度も取り上げていただきました。

そして、この年には、映画監督の白鳥《しらとり》哲《てつ》さんとも出会いました。前年に、白鳥監督は、右脳教育の第一人者である七田《しちだ》眞《まこと》博士を追ったドキュメンタリー映画〈魂の教育〉を公開していました。その制作中に、拙著を読んだ七田先生が「自分の映画を撮ったら、次は森さんの本を映画にしてください」といってくれたのがきっかけでした。

この七田先生の提案は実現し、２０１０年10月に、私の脊髄小脳変性症の体験を描いたドキュメンタリー映画〈不食の時代～愛と慈悲の少食～〉が公開されました。この映画には、私自身以外にも、鍼灸の師匠の一人である花谷《はなたに》幸比古《ゆきひこ》先生（くわしくは60ページを参照）など、ゆかりの深いかたがたが出演したほか、回想ドラマではタレントで女優の山田まりやさんが主演し、話題を呼びました。

映画化はこれにとどまらず、2012年には、サンマーク出版主催の公演イベント「いま、『食べる』ということ」において、鈴木《すずき》七《な》沖《おき》監督の〈「食べること」で見えてくるもの〉が上映されました。同作品は、食を通してよりよい生き方を模索する人々の姿を追ったドキュメンタリーで、4人の「食のプロフェッショナル」の1人として私も出演させていただきました（正式公開は2014年2月）。

甲田先生からの伝言

最初の映画化の翌年からは、著作にも力を入れるようになりました。2011年5月には、2冊めの著書となる『「ありがとうを言う」と超健康になる』（マキノ出版）を、宗教学者で天台宗の僧侶でもある町田《まちだ》宗鳳《そうほう》先生との共著で上梓しました。

そして、同書が刊行されたこの時期に、奇跡的な出来事が起こりました。

きっかけは、ファクシミリで送られてきた1通の連絡でした。ニューヨーク在住の小林《こばやし》健《けん》さんという自然療法医（Ph.D.）をされているかたからで、拙著を読んでたいへん興味を持ち、ぜひお会いしたいというのです。

小林先生とは面識がないどころか、お名前さえ存じ上げていませんでした。普通に考えて、そのようなかたとお会いするのはさけるべきでしょう。しかし、このとき、なぜか「この人は大丈夫。ぜひ会うべきだ」という思いが頭に浮かび、申し出をお受けすることにしました。

小林先生とは八尾駅近くの喫茶店でお会いしました。想像とは違って、明るくチャーミングな笑顔のかたです。30年以上もニューヨークで暮らしているため、ややたどたどしい日本語でしたが、その内容は波瀾万丈《はらんばんじょう》かつ信じがたいエピソードの連続で、私はたちまち惹きつけられました。

小林先生は１９４０年に新潟で、ユダヤ系ロシア人のお父様と日本人のお母様のもと、東洋医学の診療所を４００年以上営む家に生まれました。お父様ゆずりのブロンドの髪をしていたため周囲から白い目で見られ、診療所の中ばかりで過ごしていたといいます。そのため、患者さんと接する機会が多く、なんと2歳のときに、患者さんにたのまれて初めて鍼《はり》を打ったというのです。

その後、15～18歳の間は、たびたび中国に行って食医《しょくい》（食養の医師）として治療をし、38歳のときに、亡くなったお父様の遺言に従って渡米し、自然療法医となりました。マンハッタンに開業した「本草閣《ほんぞうかく》自然療法センター」には、ハリウッドスターや世界的なミュージシャンなどが訪れているそうです。

最も驚かされたのは、7歳のときに始まり、7歳、20歳、45歳、49歳、55歳と5回も臨死体験をしていることでした。しかも、臨死体験をするたびに不思議な能力が身についていき、いまではその能力を診療に活用しているというのです。

私は私で、甲田先生との出会いや、現在の一日青汁1杯の生活に至るまでの経緯などをことこまかにお話ししました。気がつくと、数時間がたっており、すっかり意気投合した私たちは、再会を約束して店を出ました。

駅までお見送りすると、小林先生から「握手ではなく欧米式にハグをしましょう」といわれ、おおぜいの人がいる前でハグをしました。すると、小林先生が静かに「お年を召された、やせた男性がいるのが見えます」といったのです。

翌日、小林先生から電話がありました。受話器から聞こえた話は、まさに奇跡でした。「ホテルで寝ていたら白衣を着た人が現れて『初めまして、甲田です』と挨拶されました」というのです。続けて、「甲田先生から『ウチの姫をよろしく』といわれたので、これから僕は甲田先生にいわれたことを森先生に伝えることにします」といわれました。

前述したように、私は自分の背中に甲田先生の存在を常に感じていますが、コミュニケーションをとることはできません。ですから、小林先生の言葉は何よりもありがたいことでした。

以来、甲田先生が私に伝えたいことがあると、小林先生がメッセンジャーなどで伝えてくれるようになりました。小林先生が来日する機会があるときは、直接お目にかかってお話をうかがうこともあります。

何かに導かれるように夢が実現していった

その後、2013年に『食べない生き方』（サンマーク出版）を上梓し、秋山佳胤《あきやまよしたね》先生と山田《やまだ》鷹男《たかお》先生との共著書『食べない人たち』（マキノ出版）を上梓した２０１４年に、小林先生が再び来日されました。

このときお目にかかって小林先生からお聞きした甲田先生からの伝言は、思ってもいないものでした。私に、無農薬の野菜を使った青汁を飲みながら断食のできる道場を作ってほしいというのです。

甲田先生がご存命のときは、甲田医院の裏にある畑で無農薬の野菜を栽培し、その野菜を使った青汁を患者さんに飲んでもらっていました。しかし、甲田先生がお亡くなりになって数年後には医院も閉院し、それもかなわなくなりました。私自身は自宅で週に1回の一日断食を継続していましたが、鍼灸院の患者さんに食養生を指導はしていても、断食のできる場を提供しているわけではありませんでした。

ですから、以前のように、おおぜいの人たちといっしょに断食をしたいという思いはたしかにありました。しかし、だからといって、断食道場を作るといっても、私にはそのための土地も資金もマンパワーもありません。どうしたものかと思いましたが、尊敬する甲田先生からの伝言です。小林先生に「できるだけのことはしてみます」とお伝えしました。

何のあてもないのに「やってみます」と答えたわけですが、事態は意外な展開を見せました。まるで仕組まれたかのように、トントン拍子で物事が進んでいったのです。

まず、私の中で発想の転換が起こりました。それまで私は鍼灸院のある八尾市内に断食道場を作るものと決めてかかっていました。しかし、考えてみれば八尾市内でなければいけない理由はないことに気づいたのです。田舎に行けば土地も豊富にあり、地代も安いはずです。そこで、インターネットで探してみたところ、同じ近鉄沿線で八尾から1時間15分ほどの名張《なばり》駅の近くに格安の中古物件が見つかりました。

部屋が14もある古民家で、庭は畑を作れるくらいに広いので、断食合宿をするには最適の物件でした。私がここに住んで、八尾の鍼灸院まで通えばよいわけです。あとは、私が住んでいるマンションが売れれば、購入資金にすることができます。

すると、ほどなくしてマンションを購入したいという人が現れ、売却が成立し、無事に物件を購入することができました。

ちなみに、あれよあれよという間に、この名張の古民家に決まったのには、ある理由のあることが、のちになってわかりました。名張駅から古民家に向かう途中に、一《いち》宇《う》の稲荷神社があります。その神社の神様が私を呼んでくれたからだそうです。そのことを教えてくれたのは、山本印店の店主の山本桃仙《やまもととうせん》さんでした。

桃仙さんは、東京で60年以上にわたってハンコを作り続けている伝説のハンコ職人です。その人が現在使っているハンコを見ると、その人自身のことや、その人のご先祖が伝えようとしていることがわかり、それに対応したハンコを作ってくれるのです。

その噂は口コミで広く伝わり、「あそこでハンコを作ってもらうと運気が上がる」と大評判になっています。もっとも、桃仙さんによると、この世に運気の上がるハンコなどは存在せず、その人の運勢が変わってきたときに、桃仙さんのところへハンコを作りに来るのだそうです。

私は、前述した横井英昭さんから桃仙さんを紹介され、何度かハンコを作ってもらっていました。そして、名張に引っ越す前に再び新たなハンコを作ってもらうことになり、そのときにお会いしたときに、「あなたは稲荷神社の神様に呼ばれて引っ越すことになった」といわれたのです。

さて、その後も、幸運は続きました。合宿をするには、たくさんのふとんが必要になります。すると、甲田先生とご縁のあったふとん屋さんが廃業することになり、安く分けてもらえることになったのです。

さらに、西式健康法の健康器具を無償で提供してくれる人が現れたり、甲田先生の著書を50冊ほど寄贈したいという連絡が入ったりと、まるで天の采配《さいはい》のように、断食道場の開設が実現に向かっていきました。

その年の11月、改装を行う前に、ちょうど来日されていた小林先生を古民家にお招きしました。小林先生は古民家の中に入り、何やらお祈りを始めました。すると、しばらくして、台所で待っていた秘書の女性に「そこどいて！　大蛇が行くから！」と叫んだのです。

あとになって小林先生からうかがったお話によると、その大蛇は古民家の守り神で、私が古民家を買い取ったことで、役目を終えて山に帰り、天に昇ったとのことでした。そして、その大蛇には3人のガイドがいたそうです。2人は知らない人でしたが、1

人は甲田先生だったということでした。

このようにして、さまざまな幸運と不思議な出来事に遭遇した末に、２０１５年４月、「断食リトリートあわあわ」を開設しました。前述の横井英昭さんから引っ越し祝いにいただいた、オートバックス大阪健康センター内に貼り出してあった甲田先生の書かれた文書（くわしくは70ページを参照）を額装して、玄関に飾りました。

私はここに住まいを移し、現在も年に数回、１回につき10人前後の参加者を募集して、６泊７日の断食合宿を行っています。

11日間の断食期間のうち、最初の４日間の減食期間を自宅で過ごしてもらい、３日間の断食と４日間の回復食をあわあわで行います。合宿期間中は、近くのホテルに泊まってもらい、朝にあわあわへ来て、夜にホテルに戻るという生活になります。断食中といっても、まったく何も食べないわけではなく、一日２回、ごく少量の玄米生菜《げんまいなまさい》食《しょく》（玄米と生野菜の食事）をいただきます。もちろん、このときいただく野菜は、庭の畑でとれた無農薬野菜を利用しています。

この断食合宿には、前述した白鳥哲監督や女優の熊谷真実《くまがいまみ》さんなども参加され、効果を実感していただいています。

白鳥監督は合宿中に大量の宿便《しゅくべん》（腸内に長期間とどまっていた便）が出て、オーラが見えるようになりました。そして、あわあわに向かう途中の道端に咲くタンポポの「あ〜あ〜」という声が聞こえ、思わず「きれいだね」と声をかけたところ、「キャーキャー」と喜ぶ声に変わったと報告してくれました。

熊谷真実さんも同様に宿便が出て、おなかの底から活力が湧き上がり、羽が生えたように体が軽くなったと話してくれました。その変化は、まるで新しい自分に生まれ変わったようだとのことでした。

「もう一人の私」が出没

こうして断食リトリートあわあわを開設したころから、私の身にある変化が現れだしました。バイロケーションが起こるようになったのです。

バイロケーションとは、同一の人間が同時に複数の場所で目撃される現象を指します。バイロケーションには、そのような現象を起こす能力という意味もあるのですが、私は意識的にそのような能力を発揮しているわけではありません。そうした現象が、あちこちで勝手に起こるようになったのです。

もともとは、患者さんから「夢の中に森先生が出てきて病気を治してくれた」とか「森先生の弟子という人が夢に出てきたら、痛みが取れた」といった話をよく聞くようになったのが始まりでした。しかし、私はその人のところへ行った覚えもないし、弟子もいません。

その後、不整脈で困っているという女性が来院されました。彼女はインド旅行から帰ってきてから、少し坂を上っただけでも呼吸が苦しくなり、病院で検査を受けたところ、1分間に35回くらいしか脈を打っていないことがわかったそうです。そして、1週間後に再検査を受けて同じ結果だったら、ペースメーカー（心筋《しんきん》に電気刺激を与えることで必要な心収縮《しんしゅうしゅく》を発生させる医療機器）を入れたほうがよいと医師からいわれたとのことでした。

インドの聖者・サイババのファンでもあるその女性は、「ババ様、どうしたらよいのか教えてください」とお祈りをしたそうです。すると、サイババが現れて「大阪の森美智代先生のところへ行きなさい」といわれたため、インターネットで私の鍼灸院を調べて、神戸からやって来たとのことでした。

私は、彼女が大阪に滞在中に何度か鍼治療を行い、毛管《もうかん》運動（くわしくは１３４ページを参照）と少食の指導をしました。そして、再検査の前日に来院されたときに、「明日、診察台に乗ったら『助けて森先生』といってみてください」といいました。なぜそんなことをいったのかわかりません。自然と、その言葉が口から出ていたのです。

翌日、彼女は心電図を装着して診察台に横になったときに、助言どおり、小さな声で「助けて森先生」といったそうです。すると、足元に私が現れて、彼女の心臓の中にスーッと入っていき、その瞬間から心臓がらくになったというのです。心電図を見ていた看護師さんが「急に心電図が正常になりました。どうされたのですか」ときかれたそうですが、本当のことはいえないので、笑ってごまかしたということでした。

その後、彼女はしばらくの間、鍼灸治療に通っていましたが、日に日に体調がよくなりました。

　このことをきっかけに、私は患者さんが困ったときには「助けて森先生」といってもらうようにしています。

　個展の前日に、めまいに襲われて立てなくなった、ちぎり絵作家の女性にも、鍼治療を施すとともに、「助けて森先生」というようにアドバイスしたところ、「夢に森先生が現れて、朝起きたときにはめまいがおさまっていました」と報告を受けました。また、海外で熱が出たが、「助けて森先生」といったら熱が下がったというかたもいました。

　夢の中には、過去も未来もなく、幼いころの自分が出てきたりすることのある、時間のない五次元以上の世界です。三次元の世界で誰かが「助けて森先生」というと、無意識のうちに私の分身のようなものが現れて、さまざまな不調が治っているのでしょう。

　おもしろいのは、ほかの人が「助けて森先生」といってもバイロケーションは起こらず、治療を受けている本人がいうとバイロケーションが起こることです。「助けて森先生」というと、私のエネルギーとその人のチャンネルが合って、エネルギーを受け取れるのかもしれません。

龍体文字との出合いから今日まで

ああわを開設し、バイロケーションが起こるようになった翌年の2016年、またしても大きな出合いと奇跡が起こりました。

きっかけは、知り合いから、ご主人の仕事がへって困っているという相談を受けたことでした。知り合いのご主人は、布や紙などを張って掛け軸や額を作ったり、襖《ふすま》や屏風《びょうぶ》を仕立てたりする表具師《ひょうぐし》でした。

私はインターネットで表具のことを調べたり、心当たりのある人に話を聞いたりしてみました。そして、その結果、神話の時代につくられた神代文字《じんだいもじ》を書くワークショップをしてその作品を表具にして完成してはどうかと提案しました。

それまで、私はとくに神代文字について強い興味を持っていたわけではありませんでした。しかし、表具に興味を持ってもらえるようなよいアイデアを探すなかで、人づてに神代文字の存在を知り、その神秘的な形と雰囲気に魅力を感じたのです。提案を実現させるには、まず私が神代文字について勉強をしなくてはなりません。すぐに、神代文字をテーマにした数冊の本をインターネット書店で注文しました。

その数日後の明け方のことです。夢に見知らぬ女性が現れて、「お手伝いします」といって、消えていきました。目が覚めてから「あの女性はいったい誰だろう?」「何を手伝ってくれるのだろう?」と思ったものの、当然のことながら、まったくわかりませんでした。

その日の昼に注文していた数冊の本が届きました。そのなかの1冊を手に取り、パラパラとページをめくっていたときのことです。本に掲載されていた著者の顔写真が目に止まった瞬間、鳥肌が立ちました。それは夢に出てきた女性だったのです。

私が手に取っていたのは、約30種類ある神代文字のなかでも、とくに古い歴史のある龍体文字《りゅうたいもじ》の本でした。そして、その著者は龍敬子《りゅうけいこ》さんという画家のかたでした。

その本を読むと、龍体文字のことがいろいろとわかりました。龍体文字は、約56

00年前（一説では5500年前）に、ウマシアシカビヒコジ（ウマシアシカビヒコヂ）という神様がつくったといわれ、際立って強力なパワーを秘めた神代文字です。文字どおり龍のようにクネクネした形をしているのが特徴で、当時の巫女《みこ》たちが自動書記（自分の意思とは無関係に筆記を行うこと）で書き下ろし、それが神社に保管されて、後世に伝えられたのではないかということでした。自動書記は、私も鍼灸学校に通っていたころから行っていたので、龍体文字に対する興味ががぜん湧いてきました。

そこで私は、ある実験をしてみることにしました。フトマニ図をいろいろな文字で書き、その文字に手をかざして、気《き》（東洋医学でいう一種の生命エネルギー）の強さを調べてみたのです。

龍体文字の本には、龍体文字で書かれたフトマニ図というものが掲載されていました。フトマニ図は、豊受大神《とようけのおおかみ》（トヨケ神）が伊邪那岐命《いざなぎのみこと》（イザナギ）と伊邪那美命《いざなみのみこと》（イザナミ）という2柱の神に授けた〝神の座席図〟のようなものです。円形に配置したひと文字ひと文字を神に見立て、48柱の神々が鎮座している様子を表しています。

まず、ひらがなに手をかざしてみると、文字から約1センチの高さまで気が出ているのが感じられました。次に、龍体文字とは別の神代文字に手をかざすと、約10センチの高さまで気が出ていることがわかりました。そして、最後に龍体文字に手をかざすと、なんと30センチの高さまで気が出ていたのです。

このとき私は、龍敬子さんが夢に出てきて「お手伝いします」といった意味がわかりました。私に「龍体文字のすばらしさを世に広めるお手伝いをしてください」というお告げだったと理解できたのです。

龍体文字のすばらしさを広める手始めとして、私は鍼灸院での治療に龍体文字を使ってみることにしました。

フトマニ図のいちばん外側の円には、2文字ずつに区切られた合計32文字の龍体文字が書かれています。他のかたが書かれた龍体文字の本を読むと「きに」という2文字に、体の苦痛をやわらげる働きのあることがわかりました。

そこで私は、患者さんが痛みを訴える部位に、油性マジックペンで龍体文字の「きに」を書いてみました。すると、ほどなくして「痛みが消えました」というのです。

それからというもの、さまざまな症状を訴える患者さんたちの肌に、「きに」と書いたり、「きに」と書いた紙を貼ったりしました。その結果、腰痛、ひざ痛、肩こりなどだけでなく、肺ガンの骨《こつ》転移による痛みや、ウイルス性腸炎による腹痛、関節リウマチによる指の激痛なども次々と消えていきました。

また、痛み以外の症状にも「きに」は効果を発揮しました。腹部にできた巨大な腫《しゅ》瘍《よう》が皮膚と癒着《ゆちゃく》し、摘出できずにいた人のおなかに「きに」と書いたところ、無事に手術で摘出することができました。

こうした評判はたちまち広がり、その年の12月には、健康雑誌で初めて龍体文字の特集が組まれました。このときに龍体文字で「きに」と書いたカードを付録にしたところ、カードを体に貼ったり、携帯したりした読者から、多くの報告が編集部に寄せられたそうです。前立腺肥大症《ぜんりつせんひだいしょう》でオシッコの出が悪くなった90歳の男性が、前立腺のあたりに「きに」のカードを貼ったら、翌日には勢いよく排尿《はいにょう》できたということでした。また、カードを頭に当てていたら白髪が黒くなってきたという人もいました。

その後も、龍体文字で「ぬ」と書いたTシャツを着ていたらアトピー性皮膚炎のかゆみがおさまった人、「いろは」と書いた紙を首の後ろに貼ったら鼻炎による鼻づまりが解消した人などがいました。

驚いたのは、健康効果以上に、開運できた人が続出したことです。手のひらに「よろ」と書いておいたら念願の彼女ができたという人、「むく」と「つる」と書いた紙を持っていたら止まっていた仕事が動きだした人、屋外イベントのある日に降水確率が80%という予報だったので紙に「ねせ」と書いて祈ったら雨が降らずにすんだ人など、恋愛運から仕事運、金運まで、さまざまな運気の上がった人からの報告を受けました。

私自身にも幸運が訪れました。2018年7月には『開運! 龍体文字の奇跡』を、同年11月には『書いて開運! 龍体文字練習帳』(いずれもマキノ出版)を上梓し、いずれも大ヒットしたのです。

この2冊の表紙カバーには、龍体文字の「むく」と「つる」を掲載しました。「むく」には物事を広める働きが、「つる」には人を集める働きがあり、両者を合わせることで強力な仕事運を得ることができるからです。そして、そのとおりになったわけです。

また、龍体文字のワークショップも開催するようになりました。現在も月に1回のページで、私が書いたお手本の上に半紙をのせ、細い筆でなぞっていただいています。
さらに、龍体文字のグッズも誕生しました。龍体文字の書かれたベレー帽は、「きに」の柄とフトマニ図の柄がリバーシブルになっており、「きに」の柄を外側にしてかぶると事務作業がはかどり、フトマニ図の柄を外側にしてかぶるとインスピレーションが湧いてくるという声をよく聞きます。

龍体文字で「きに」と書いてあるアイマスクを使ったかたからは、「視力が上がった」「子供の成績が上がった」という報告がありました。緑内障《りょくないしょう》（眼圧が上がって視野が狭くなる病気）の患者さんに鍼灸治療を施したうえで、生菜食《なまさいしょく》（くわしくは１０４ページを参照）を４日間続けてアイマスクを使うように指導したところ、視界がクリアになったといわれました。

その後、龍体文字の効果をさらに高める方法も判明しました。

いつのころからか、あわあわの断食合宿の最終日には、打ち上げのイベントとして、全員で祝詞《のりと》（神道《しんとう》の祭祀《さいし》において神様に対して唱《とな》える言葉）を唱えながら踊るようになっていました。断食のつらさを乗り越えた最後の日に、共通の体験をした者全員で祝詞を唱えることで、言葉ではいい表すことのもできない至福の境地に達することができるのです。

このことから、言霊《ことだま》（言葉が持つ霊力）の威力を実感した私は、龍体文字で書いた願いごとを声に出して読むことを周囲の人たちにすすめるようになりました。すると、願いがかなった人が続出したのです。その結果、２０２２年には、『声に出して超開運！龍体文字の言霊』（マキノ出版）を上梓することもできました。

このように、甲田先生がお亡くなりになってから現在に至るまで、私の身には、常識的に考えればありえないような出来事が次々と起こっています。きっと、奇跡はこれからも起こるでしょう。次はどんな奇跡と出合えるのか楽しみでしょうがありません。

甲田光雄先生の論文と書籍リスト（逝去後に刊行された書籍は除く）

〈論文〉

1. 森永「砒素」ミルク中毒被害児の健康対策（第一報） 民族衛生38（6）:237 1972年
2. 喘息患者の断食療法治験例報告 月刊『食養』3月号 1975年
3. 筋無力症患者の健康対策（第一報） 民族衛生39（3）:54 1973年
4. 筋無力症患者の健康対策（第二報） 月刊『健康食』117:2 1976年
5. 筋無力症患者の健康対策（第三報） 神経筋難病調査研究結果報告書:39（大阪府特定疾患研究会） 1975年
6. 筋無力症患者の健康対策（第四報） 民族衛生40（5）:259 1974年
7. 筋無力症患者の健康対策（第五報） 民族衛生40（5）:270 1974年
8. 筋無力症患者の健康対策（第六報） 絶食研究1（3）:154 1976年
9. 筋無力症患者の健康対策（第七報） 神経筋難病調査研究結果報告書:105（大阪府特定疾患研究会） 1976年
10. アレルギー性鼻炎の健康対策（第一報） 民族衛生41（4）:172 1975年
11. スモン病患者の健康対策（第一報）民族衛生40（5）:281 1974年
12. スモン病患者の健康対策（第二報） co. 飯淵康雄、川嶋昭司、丸山博 絶食研究1（3）:165 1976年
13. スモン病患者の健康対策（第三報） co. 飯淵康雄、川嶋昭司、丸山博 絶食研究1（4）:33 1977年
14. 高尿酸血と絶食 絶食研究1（1）:66 1973年
15. 絶食、菜食を主とした療法によるベーチェット病患者の寛解と再発 co. 川嶋昭司 絶食研究1（1）:31 1973年

16. ベーチェット病患者に対する絶食、菜食を主とした療法とその追跡調査　co.川嶋昭司　絶食研究1（2）：42　1975年

17. 「長期（25～35日）絶食者」4名の肝機能の変動及び自覚症状の変化　co.川嶋昭司　絶食研究1（4）：3　1977年

18. 「難治性」気管支喘息の健康対策（第一報）　co.川嶋昭司　絶食研究1（5）：3　1978年

19. 絶食と宿便　絶食研究1（6）：42　1979年

20. 修験僧の修行（五穀と塩断ちおよび護摩修行）における生理機能の変化　co.川嶋昭司、玉木泰富、園田靖夫　絶食研究1（6）：5　1979年

21. 心室性期外収縮の絶食療法と胎盤漿（ラエンネック）併用による改善例　co.川嶋昭司　絶食研究1（6）：27　1979年

22. 絶食療法中に認められた著明な肝機能悪化の一例（アレルギー性皮膚炎患者について）　co.川嶋昭司　絶食研究1（7・8）：52

23. 絶食、低カロリー食療法実施中に認められた腓骨神経マヒとその回復について　絶食研究　1（7・8）：57　1981年

24. 断食と宿便（続）　絶食研究1（9・10）：28　1983年

25. 低カロリー食（生菜食）取による腸内フローラとその酵素活性の変動　第5回理研腸内フローラシンポジウム　1984・11・27

26. 健康の保持増進に関する研究（第一報）　co.清水毅　武庫川女子大学紀要体育編第33集　1985年

27. 心身症の絶食療法（特に「鈍重肝臓」について）　東洋医学　13（1）：53　1985年

28. 低カロリー食摂取による腸内フローラと大便酵素活性の変動　co.高山博夫、渡辺幸一、田中隆一郎、務台方彦、三輪谷俊夫　腸内フローラと成人病：101　学会出版センター　1985年

29. 生菜食療法による自己免疫疾患患者の治療　腸内フローラと成人病：122　学会出版センター　1985年

30. 絶食と生菜食を応用したベーチェット病の治験報告　東洋医学　13（5）：50　1985年

31. 悪性リンパ腫の生食療法による治験例　co.川嶋昭司　第7回奈良県公衆衛生学会講演　1985・11・21

32. すまし断食と本断食の比較研究　断食・少食のすすめ　文理書院　1986年

33. 特集・感染の成立とその臨床、病原体の付着・定着　co.本田武司、三輪谷俊夫　日本臨床　44（9）:7　1986年
34. 生菜食による肺癌の治験例　絶食研究1（11・12）:21　1987年
35. 生菜食療法8人の生体実験1年間の報告（第一報）　絶食研究1（11・12）:3　1987年
36. 生菜食を主とした療法による甲状腺癌（肺転移）の治験1例　絶食研究1（13）:28　1988年
37. 第25回絶食研究会シンポ「アトピー性皮膚炎をどう克服するか」　絶食研究1（14）:1　1989年
38. 生菜食による低カロリー療法のすすめ　大阪府医師会医学雑誌　23（1）:32　1989年
39. 肝機能障害者が生菜食実行による改善症例とその経過報告　co.清水毅　新栄養学研究会（以下「新栄研」）№4　1989・11
40. 生菜食（低エネルギー、低蛋白食）者の栄養状態と蛋白質代謝に関する研究　co.奥田豊子、片山洋子、三好弘子、巻田知恵、羽間鋭雄、清水毅、中塘二三生、山口雄三　日本栄養食糧学会第28回近畿支部大会講演抄録集:27
41. 生菜食（低エネルギー、低蛋白食）者の栄養状態と蛋白代謝に関する研究（2）—体脂肪量と骨塩量について　co.奥田豊子、片山洋子、三好弘子、西田眞知子、稲葉雅章、森井浩世、谷口中、山口雄三　必須アミノ酸研究　125、37-43、1990年
42. 生菜食療法者の睡眠　co.山口雄三、水谷充良、権藤恭之　第16回「性格・行動と脳波」研究会　1990年
43. 生菜食（低エネルギー、低蛋白食）者の栄養状態と尿素体窒素の再利用について　co.奥田豊子、片山洋子、三好弘子、西田眞知子、羽間鋭雄、清水毅、中塘二三生、山口雄三　日本生理学会第78回近畿生理学談話会予稿集7　1990年
44. 糖尿病患者の生菜食療法による末梢血流の改善　co.勝原淳　新栄研№8　1990・11
45. 長期生菜食療法実施による脂質代謝の変化について　co.清水毅、勝原淳　新栄研№11　1991・2
46. 低エネルギー玄米菜食による血液検査値の変化について　co.清水毅、勝原淳　新栄研№12　1991・5
47. 生菜食による皮表状態の変化について　co.福原宏一、勝原淳　新栄研№12　1911・11
48. 生菜食（低エネルギー、低蛋白食）者の体脂肪量と骨塩量について　co.奥田豊子、片山洋子、三好弘子、新田千佳子、西田眞知

子、稲葉雅章、森井浩世、山口雄三　第45回日本栄養・食糧学会講演要旨集52　1991年

49. 高齢者の社会適応とその障害の生理・心理　co. 山口雄三、中神勝、清水教水、松浦義昌、弘原海剛、津田久美、鶴田宏次、片山洋子、奥田豊子、渡辺信一郎「シルバーサイエンス研究」（厚生省構成科学研究）（63）度報告：210

50. 生菜食による甲状腺機能亢進症の治験　co. 石井文理　絶食研究1（15・16）：64　1991年

51. アトピー性皮膚炎に対する食餌、断食療法　co. 福原宏一　絶食研究1（15・16）：51　1991年

52. 生菜食によるインターフェロンの変化　co. 福原宏一　第28回絶食研究会　1991年

53. 絶食・少食を主としたアトピー性皮膚炎の治験報告　co. 福原宏一　第29回絶食研究会　1992年

54. 一年間実施した生菜食食事記録からみたミネラルについて　co. 清水毅、勝原淳　新栄研No.16　1992・5

55. 段階別生菜食の必要栄養素　co. 勝原淳、清水毅　新栄研No.18　1992・11

56. 生菜食高齢者及び高運動機能高齢者にみられた睡眠変数の変化　co. 水谷充良、権藤恭之、山口雄三　第22回日本脳波・筋電図学会学術大会　1992年

57. 生菜食療法での肝機能の変化　co. 勝原淳　第30回絶食研究会　1993年

58. 長期超低エネルギー生菜食実施者の生理機能について　co. 勝原淳　新栄研No.20　1993・5

59. 生菜食適応のための指標　co. 勝原淳　新栄研No.25　1993・11

60. 骨塩量およびカルシウム、リン出納に及ぼす生菜食の影響　co. 奥田豊子、小川典子、山縣敦子、谷口香、片山（須川）洋子、森井浩世、三木隆巳　新栄研No.27　1993・11

61. アトピー性皮膚炎患者の生菜食適応について症例報告　co. 勝原淳　新栄研No.29　1994・5

62. 中高年女性の体組成に及ぼす生菜食の影響　co. 奥田豊子、小川典子、片山（須川）洋子、渡辺完児、中塘二三生、岡田真理子　新栄研No.38　1994・11

63. 低カロリー食への話題提供　―第27回日本絶食研究会講演要旨　絶食研究1（17・18）：16　1995年

64. 絶食補助療法としてのミソシップの効用　co.藤田晃人、平岩俊昭、菅良夫、大屋裕光、勝原淳　絶食研究1（17・18）：52　1995年

65. 絶食補助療法としてのミソシップの効用・続　co.藤田晃人、平岩俊昭、小谷和男、勝原淳　絶食研究1（17.18）：55　1995年

66. 低エネルギー食による歯槽膿漏の改善　co.福原宏一、田部井利男、勝原淳　新栄研№41　1995・5

67. 45日間生菜食療法実施による生理的変化　co.盛田直毅、平岩俊昭、藤田晃人、小谷和男、田部井利男、勝原淳、奥田豊子　新栄研№50　1995・11

68. 中高年女性の体組成に及ぼす生菜食摂取の影響2　co.奥田豊子、寺川雅美、山崎英恵、松尾朗子、岡田真理子　新栄研№52　1996・5

69. 45日間生菜食療法の症例　co.盛田直毅、平岩俊昭、藤田晃人、小谷和男、田部井利男、勝原淳、奥田豊子　新栄研№53　1996・5

70. 生菜食療法でのノイロメトリーの変化―第5回日本良導絡医学学術大会発表要旨　co.小谷和男、藤田晃人、盛田直毅、平岩俊昭、田部井利男、勝原淳、奥田豊子　1996年

71. 低エネルギー玄米菜食及び絶食による宿便の排泄　co.藤田晃人、盛田直毅、勝原淳　新栄研　№60　1996・11

72. 生菜食摂取時の体組成変化―開始時における体組成の影響―　co.奥田豊子、鶴崎雅子、河合志穂、高橋直見、岡田真理子　新栄研№58　1996・11

73. 45日間低エネルギー玄米食の効果の比較と推移　絶食研究1（19・20）：38　1997年

74. 1年間朝食抜き食生活での生理的影響　co.藤田晃人、勝原淳　新栄研№66　1997・5

75. 超低エネルギー食実施者の臨床栄養学的研究　co.奥田豊子、田部井利男、竹内明、小谷麻由美、岡田真理子、浅野恭代

新栄研№63　１９９７・５

76. 生菜食による糖尿病の治験例　co.盛田直毅、川村智子、藤田晃人、勝原淳　新栄研№68　１９９７・11

77. 低エネルギー菜食が及ぼす心身の変化　co.藤田晃人、盛田直毅、平岩俊昭、勝原淳　新栄研№69　１９９７・11

78. 食生活の皮表脂質・脂肪酸組成に及ぼす影響（予報）　ｃｏ新宅賀洋、宮谷秀一、奥田豊子　新栄研№73　１９９８・５

79. １年間玄米菜食療法実施による心身の相関　co.藤田晃人、盛田直毅、平岩俊昭、勝原淳　新栄研№74　１９９８・５

80. アトピー性皮膚炎に対するエネルギー制限食及び温冷交互浴等の有用性についての検討　co.甲田勝康、田中敏郎、竹内明、田部井利男、坪井宏仁、福原宏一、瀧川雅浩、竹内宏一、政本幸三、岸本忠三　アレルギーVol.47　№９・10：１８７　第35回日本絶食研究会　特別報告Ⅰ　１９９８・10

81. 中高年女性における完全菜食摂取時の体格および体組成変化　co.奥田豊子、岡田真理子、浅野恭代　第35回日本絶食研究会　１９９８・10

82. 腸内細菌感作関節炎における腸内細菌叢の変動と絶食療法の影響　co.青木重久、三井忠夫、野々垣常正、吉川和宏、田中敏郎、甲田勝康、岩重健一、竹内宏一　第35回日本絶食研究会　特別報告Ⅱ　１９９８・10

83. アトピー性皮膚炎に対するエネルギー制限食及び温冷交互浴等の効果の免疫学的機序に関する検討　co.田中敏郎、小谷麻由美、竹内明、田部井利男、政本幸三、福原宏一、甲田勝康、瀧川雅浩、岸本忠三　アレルギーVol.47　№９・10：１８８　第35回日本絶食研究会　特別報告Ⅰ　１９９８・10

84. 食生活が皮脂の脂肪酸組成に及ぼす影響　co新宅賀洋、宮谷秀一、奥田豊子　新栄研№78　１９９８・11

85. 低エネルギー、低蛋白質食事療法における心拍数変動について　co.岡田真理子、新宅賀洋、宮谷秀一、奥田豊子　新栄研№79　１９９８・11

86. 玄米菜食及び絶食による減量への影響　co.藤田晃人、勝原淳　新栄研№80　１９９８・11

87. 生菜食療法による慢性肝炎の治療例　co.川村智子、勝原淳　新栄研No.81　１９９８・11
88. 慢性関節リウマチと低蛋白質食事療法　co.岡田真理子、市村裕美、奥田豊子、田部井利男　藤田晃人、新宅賀洋、宮谷秀一
新栄研No.85　１９９９・５
89. 長期間玄米菜食療法によるネフローゼ症候群症状の変化　co.勝原淳　新栄研No.87　１９９９・５
90. 文化生活で増えつつある「鈍重肝臓」Ｆｏｏｄ　Ｓｔｙｌｅ21　Ｖｏｌ．Ⅲ　No.５　１９９９年
91. 低カロリー状態における尿中Ｃ-ペプチド排出量とその関連因子　co.二村梓、橋本佳明、大久保滋夫、相原敬、渡辺博子、
藤田晃人、中原一彦　臨床病理47（６）別冊　１９９９年
92. 低カロリー玄米菜食療法による慢性関節リウマチ患者の病状と全身状態の変化　co.藤田晃人、橋本佳明、中原一彦、田中敏
郎、奥田豊子　臨床病理47（６）別冊　１９９９年
93. 慢性関節リウマチ患者における5日間の断食による臨床検査値の変化　co.橋本佳明、藤田晃人　臨床病理47（６）　１９９９年
94. Ｃ・Ｆ・Ｓ・患者に対する絶食療法の効果　co.平谷和幸、倉恒弘彦、藤田晃人　C.F.S.研究会　１９９９年
95. 長期間玄米菜食療法による糖尿病症状の推移例　co.勝原淳　新栄研No.93　１９９９・11
96. 慢性関節リウマチ（RA）に対する低カロリー玄米菜食療法の効果　co.藤田晃人、橋本佳明、中原一彦、田中敏郎、奥田豊子
新栄研No.95　１９９９・11
97. 菜食者の血漿脂質脂肪酸組成　co.新宅賀洋、奥田豊子、宮谷秀一、岡田真理子　新栄研No.98　２０００・５
98. 低エネルギー食療法によるC型肝炎症状の推移　co.勝原淳、甲田勝康、河相吉、中村晴信　新栄研No.１０１　２０００・５
99. 帯状疱疹による神経痛に対して実施した西式甲田療法の一例について　No.１０３　２０００・５・20
１００. Low-Energy Diet in Atopic Dermatitis Patients;Clinical Findings and DNA Damage　co.甲田勝康、田中敏郎、竹内宏一、
竹内明、中村晴信、滝川雅浩　Journal of PHYSIOLOGICAL ANTHROPOLOGY　２０００・７

101．体組成と血漿脂質におよぼす完全菜食の影響　co.新宅賀洋、宮谷秀一、岡田真理子、奥田豊子　大阪教育大学紀要第Ⅱ部門
49（1）　2000・8

102．低エネルギー菜食療法による慢性腎炎の治療例　co.勝原淳、新栄研№105　2000・11

103．生菜食実践の経過　co.羽間鋭雄、田中喜代治、中塘二三生、奥田豊子　新栄研№108　2000・11

104．脳梗塞兼高血圧症に対する生菜食療法の1例報告　新栄研　2000・11・18

105．原田氏病に対する生菜食療法の1例報告　新栄研　2001・5・6

〈書籍〉

1．『断食体験記』自費出版　1969年

2．『白米の害について』有害食品研究会　1970年

3．『現代医学の盲点をつく』西会本部　1971年

4．『白砂糖の害は恐ろしい』人間医学社　1972年

5．『断食療法の科学』春秋社　1973年

6．『筋無力症の健康対策』筋無力症友の会大阪支部　1975年

7．『筋無力症との戦い』筋無力症友の会大阪支部　1976年

8．『断食・少食健康法』春秋社　1980年

9．『肝臓病克服のキメテ』菜根出版社　1980年

10．『腎臓病治療の秘訣』医療図書出版社　1980年

11.『生菜食健康法：その実際と24人の体験集』春秋社　１９８４年
12.『ガン予防への道』春秋社　１９８５年
13.『家庭でできる断食健康法』創元社　１９８５年
14.『アレルギー性疾患の克服』創元社　１９８６年
15.『自然お産のすすめ』春秋社　１９８７年
16.『根本から治すアトピー、アレルギー』せせらぎ出版　１９８８年
17.『少食が健康の原点』たま出版　１９９１年
18.『心身症治療のコツ』星雲社　１９９２年
19.『冷え症は生菜食で治る』文理書院　１９９２年
20.『青汁少食でアレルギーが消えた』雄鶏社　１９９３年
21.『驚異の超少食療法』春秋社　１９９５年
22.甲田シリーズ　菜根出版社（１９９４年〜）
１『あなたのための少食療法（上）』　１９９４年
２『あなたのための少食療法（下）』　１９９４年
３『大丈夫治りますよ！（各病気克服体験記集）』　１９９４年
４『食欲の向こう側の物語』　１９９５年
23.『背骨のゆがみは万病のもと』創元社　１９９６年
24.『アトピーは必ず克服できる』東方出版　１９９７年
25.『慢性疲労症候群克服への道』東方出版　１９９９年

26.『アトピーの健康合宿に学ぶ』創元社　1999年
27.『あなたの少食が世界を救う』春秋社　1999年
28.『すこやかに老いて生きるために』金光教藤井寺教会　1999年
29.『奇跡が起こる半日断食』マキノ出版　2001年
30.『腎臓病と甲田療法』創元社　2002年
31.『肉食半減で8億の飢えた人々を救おう』日本綜合医学会　2002年
32.『代替医療でヒトはこう変わる』分担執筆　現代書林　2001年
33.『糖尿病に薬はいらない』分担執筆　宝島社新書　2002年
34.『薬なしで糖尿病はなおる』分担執筆　宝島社　2002年
35.『断食博士のくろう話』マキノ出版　2002年
36.『朝食を抜いたらこうなった』春秋社　2003年
37.『断食療法50年で見えて来たもの』春秋社　2003年
38.『腸をキレイにする!』日経BP　2003年
39.『生菜少食健康法のすすめ』創元社　2004年
40.『食べ方問答』甲田光雄・サンプラザ中野　マキノ出版　2004年
41.『朝食を抜くと病気は治る』マキノ出版　2005年
42.『少食の力』春秋社　2005年
43.『ガンになる人ならない人』春秋社　2006年
44.『少食の実行で世界は救われる』三五館　2006年

45.『健康養生法のコツがわかる本』三五館　２００６年
46.『甲田式健康道 決定版』マキノ出版　２００７年
47.『奇跡が起こる「超少食」』マキノ出版　２００７年
48.『断食博士の「西式健康法」入門』三五館　２００７年
49.『食べ方問答　少食のすすめ』マキノ出版　２００８年
50.『マンガでわかる「西式甲田療法」』甲田光雄・赤池キョウコ　マキノ出版　２００８年

〈ブックレット〉
『青汁の健康学』ヘルス研究所　１９８２年
『カワラタケ』　オレンジ文庫　No.35　健全社　１９９７年
『ハタケシメジ』オレンジ文庫　No.36　健全社　１９９７年
『ヤマブシタケ』オレンジ文庫　No.37　健全社　１９９８年
『健やかに老いて生きるために』（講演録）金光教藤井寺教会　１９９９年
『ビール酵母』オレンジ文庫　No.44　健全社　１９９８年
『プロテインと健康』健康シリーズ　No.8　健全社　１９８９年
『エキナセア』オレンジ文庫　No.48　健全社　１９９８年

おわりに

本書の「はじめに」において、甲田光雄《こうだみつお》先生がお亡くなりになってから、これまでの16年の間に世界で起こったいくつかの出来事をあげました。そして、もしいまここに甲田先生がいらっしゃったら、どのような言葉を発し、どのような行動をとるのだろうかと記しました。

本文を脱稿したいま、その点について改めて想像をめぐらせてみました。

東日本大震災のときは、福島の原発が爆発して、メルトダウン（炉《ろ》心溶融《しんようゆう》）を起こし、放射能が漏れるという事態に陥りました。この局面に、広島や長崎の原爆を想起した人たちも多かったことでしょう。そのような人たちに対して、甲田先生なら、秋月辰《あきづきたつ》一郎《いちろう》先生の業績などを紹介して、「玄米食《げんまいしょく》をしていれば、放射能を浴びても大丈夫」とお話ししてくださったのではないでしょうか。

秋月辰一郎先生は、１９４５年８月９日に長崎市に原爆が投下されたとき、爆心地からわずか1・4キロ先の長崎浦上第一病院（現・聖フランシスコ病院）で診療をしていて被爆。その後、長年にわたり、被爆者の診療に従事しました。そして、玄米と味噌と塩を使って「塩辛い玄米のおにぎり」と「塩辛いカボチャの味噌汁」を作り、同病院の職員と患者さんたちに毎食与えたところ、白血病や貧血といった原爆による症状が出なかったうえに、何十年もほとんどの人が原爆症を発症しなかったのです。

また、琉球大学名誉教授の比嘉《ひが》照夫《てるお》先生が研究・開発されたＥＭ菌（有用微生物群）の効果を伝えてくれたかもしれません。ＥＭ菌をセシウム１３７（ウラン燃料が核分裂をしたときに生じる放射性物質）に汚染された水に入れたところ、半減期（物質やその能力や機能、濃度などが半減するまでに要する時間）が30年のところ、約2か月で4分の1くらいに減少したのです（ベラルーシの国立放射線生物学研究所との共同研究による）。

さらに、彗星《すいせい》捜索家の木内《きうち》鶴彦《つるひこ》さんが、地球が誕生したときの水をイメージして開発した「太古の水」の話もしてくれたのではないでしょうか。太古の水の原液1滴を、放射能で汚染された福島の農業用水1リットルに入れたところ、1か月後に99％の放射能が消えていたのです。

いまここにあげたお三方は、甲田先生が霊界からお引き合わせしてくださったのだろうと思えてなりません。秋月先生のことは、玄米について調べているなかで、ご著書を拝読して知りました。比嘉先生は、不食の映画を撮ってくれた白鳥《しらとり》哲《てつ》監督からご紹介いただきました。木内さんと知り合ったのは、いまも甲田先生の言葉を伝言してくれている小林《こばやし》健《けん》先生が主催する会でごいっしょしたのがきっかけでした。いずれも、甲田先生の存在なしには、めぐり合うことのなかったかたがたばかりなのです。

そのほかにも、甲田先生がお引き合わせをしてくれたとしか思えないかたがたは、枚挙にいとまがありません。本文に登場したオートバックスの元取締役である横井《よこい》英《ひで》昭《あき》さんや、船井総合研究所（現・船井総研ホールディングス）の創業者である船井《ふない》幸《ゆき》雄《お》さん、山本印店の山本《やまもと》桃仙《とうせん》さんたち以外にも、不食のジャスムヒーンさんや秋山《あきやま》佳《よし》胤《たね》先生、スピリチュアル気功の佐《さ》藤《とう》眞志《ただし》先生、宇宙人の画家・はせくらみゆきさん、「宇宙の寺子屋」を主宰する宇宙人気功師のラルフィンさん、ライフアーティストのサトケンさんなど、数えきれないほどなのです。

これからも、私はたくさんのかたがたと出会うことでしょう。その出会いがすべて甲田先生のお導きによるものだと思うと、次はどんなかたと出会えるのか楽しみであるのと同時に、甲田先生に対する感謝の念で胸がいっぱいになります。

著者記す

2024年　桜桃の候

森美智代（もり・みちよ）

1962年、東京都生まれ。短大卒業後、養護教諭として小学校に勤務をしていた1984年に難病の骨髄小脳変性症に罹患。以来、西式甲田療法に専念し、病気を克服する。その後、鍼灸師の資格を取得し、大阪府八尾市で鍼灸院を開業。現在、森鍼灸院院長。断食リトリートあわあわ主宰。甲田光雄医師の著書でたびたび紹介されている「仙人２号」のＭさんとしても知られる。本格的な断食・生菜食療法を実施してから37年、一日青汁１杯の生活になってからは33年を超えている。鍼灸治療のほか、講演などでも活躍中。主な著書に『「食べること、やめました」』（マキノ出版　2008年）、『「おうち断食」で病気は治る（週1回で奇跡が起こる）』（マキノ出版　2016年）、『開運！　龍体文字の奇跡（書いて貼って願いをかなえる龍のパワー）』（マキノ出版　2018年）、『ハンディ版 毎日開運！　龍体文字のパワー；全48文字 徹底解説!!』（河出書房新社　2021年）など多数。

編集協力：狩野元春（株式会社ヤンドラ）

イラスト：桃色ポワソン

撮影：柏木宏友

万病《まんびよう》を治《なお》す少食《しようしよく》の奇跡《きせき》
西式甲田《にししきこうだ》療法《りようほう》のすべて

2024年６月 20 日　初版印刷
2024年６月 30 日　初版発行

著　者　森美智代

発行者　小野寺優

発行所　株式会社河出書房新社
〒162-8544　東京都新宿区東五軒町2-13
電話 03-3404-1201（営業）
03-3404-8611（編集）
https://www.kawade.co.jp/

レイアウト・装幀　堀口努

印刷・製本　三松堂株式会社

Printed in Japan
ISBN978-4-309-29410-0